FACULTÉ DE MÉDECINE DE PARIS

THESE

POUR

LE DOCTORAT EN MÉDECINE

Présentée et soutenue le 13 *juin* 1872,

Par Jules MEUNIER,

Né à Orléans,

ANCIEN EXTERNE DES HÔPITAUX DE PARIS (MÉDAILLE DE BRONZE),
EX-CHIRURGIEN DES AMBULANCES DE CAMPAGNE DE LA SOCIÉTÉ DE SECOURS AUX BLESSÉS.

ESSAI CRITIQUE

SUR L'ICTÈRE DES FEMMES ENCEINTES

A PROPOS DE L'ÉPIDÉMIE DE PARIS, 1871-72.

Le Candidat répondra aux questions qui lui seront faites sur les diverses parties
de l'enseignement médical.

PARIS

A. PARENT, IMPRIMEUR DE LA FACULTÉ DE MÉDECINE
31, RUE MONSIEUR-LE-PRINCE, 31

1872

FACULTÉ DE MÉDECINE DE PARIS.

Doyen, M. WURTZ.

Professeurs. MM.

Anatomie.	SAPPEY.
Physiologie.	BÉCLARD.
Physique médicale.	GAVARRET.
Chimie organique et chimie minérale	WURTZ.
Histoire naturelle médicale.	BAILLON.
Pathologie et thérapeutique générales.	CHAUFFARD.
Pathologie médicale.	AXENFELD. HARDY.
Pathologie chirurgicale.	DOLBEAU. VERNEUIL.
Anatomie pathologique.	VULPIAN.
Histologie.	ROBIN.
Opérations et appareils.	DENONVILLIERS.
Pharmacologie.	REGNAULD.
Thérapeutique et matière médicale.	GUBLER.
Hygiene.	BOUCHARDAT.
Médecine légale.	TARDIEU.
Accouchements, maladies des femmes en couche et des enfants nouveau-nés.	PAJOT.
Histoire de la médecine et de la chirurgie.	DAREMBERG.
Pathologie comparée et expérimentale.	BROWN-SÉQUARD.

Chargés de cours,

Clinique médicale.	BOUILLAUD. SÉE (G). LASÈGUE. BEHIER.
Clinique chirurgicale.	X... GOSSELIN. BROCA. RICHET.
Clinique d'accouchements.	DEPAUL.

Professeurs honoraires :
MM. ANDRAL, le Baron CLOQUET, CRUVEILHIER, DUMAS et NÉLATON.

Agrégés en exercice.

MM. BAILLY.	MM. CRUVEILHIER.	MM. GUENIOT	MM. PAUL.
BALL.	DUPLAY.	ISAMBERT.	PERIER.
BLACHEZ.	DUBRUEIL.	LANNELONGUE.	PETER.
BOCQUILLON.	GARIEL.	LÉCORCH .	POLAILLON.
BOUCHARD.	GAUTIER.	LE DENTU.	PROUST.
BROUARDEL.	GRIMAUX.	OLLIVIER	TILLAUX.

Agrégés libres chargés de cours complémentaires.

Cours clinique des maladies de la peau	MM. N...
— des maladies des enfants.	ROGER.
— des maladies mentales et nerveuses.	N.
— de l'ophthalmologie.	TRÉLAT.
Chef des travaux anatomiques	Marc SÉE.

Examinateurs de la thèse.

MM. G. SÉE, *président;* GOSSELIN, LEDENTU, BROUARDEL.

M. LE FILLEUL, *Secrétaire.*

A MON PÈRE ET A MA MÈRE

A MA SOEUR

A MA TANTE A. MEUNIER

A MES AMIS

A MON CHER MAITRE ET PRÉSIDENT DE THÈSE

M. GERMAIN SÉE

Professeur de clinique médicale à la Charité.

A MES AUTRES MAÎTRES DANS LES HÔPITAUX DE PARIS

MM. GOSSELIN, HERVIEUX, JACCOUD, MAISONNEUVE
SIMONNET, VERNEUIL.

A MM. LES MÉDECINS ET CHIRURGIENS DE L'HOTEL-DIEU
D'ORLÉANS.

ESSAI CRITIQUE

SUR

L'ICTÈRE DES FEMMES ENCEINTES

A PROPOS DE L'ÉPIDÉMIE DE PARIS 1871-1872

> Felix qui potuit rerum cognoscere causas!
> (VIRGILE).

INTRODUCTION ET DIVISION DU SUJET.

Il s'est produit à la Maternité, vers la fin de l'année dernière dans le service des femmes en couches, un certain nombre de cas d'ictère évidemment liés à une épidémie qui régnait et règne encore, tant à Paris que dans ses environs. Ces faits, réunis à plusieurs autres de l'hôpital des Cliniques, nous ont paru intéressants à grouper, afin de rechercher d'une part l'influence que peuvent exercer l'un sur l'autre et réciproquement l'ictère et l'état de grossesse, afin d'autre part de comparer l'épidémie présente à celles qui, antérieurement déjà, ont sévi chez les femmes enceintes.

Et d'abord, je me hâte de le dire, je n'ai point la prétention d'élucider toutes les obscurités que présente ce point difficile de la pathologie de la grossesse. Car, pour étudier avec fruit l'ictère des femmes enceintes, il faudrait auparavant connaître à fond la physiologie pathologique de l'ictère ordinaire, tant simple que grave. Or, il faut bien reconnaître que, malgré les travaux considérables de ces dernières années, si quelques points se sont trouvés éclaircis, nous sommes encore bien loin de la lumière complète sur ce sujet.

Les auteurs sont, comme chacun sait, singulièrement divisés quant à la pathogénie des diverses sortes d'ictères. Force nous sera donc de prendre un parti et de dire dans un chapitre préliminaire, bien que cela ne rentre pas absolument dans le cadre déjà trop vaste de ce travail, ce qu'est pour nous l'ictère en général, qu'il soit bénin ou grave. Nous passerons à peu près sous silence l'historique de la question, que l'on trouve fait dans tous les traités; l'on connaît assez du reste le rôle important et varié qu'ont joué la bile et l'atrabile dans les théories humorales des anciens. Etant obligé d'être court, nous préférons nous étendre davantage sur les modernes, qui, somme toute, en science, sont les vrais anciens.

Après cet aperçu général, nous entrerons de suite dans le cœur même du sujet.

La première partie de ce travail sera consacrée à l'étude de l'ictère sporadique chez la femme enceinte. Elle se divisera tout naturellement en deux chapitres, traitant l'un de l'ictère bénin ou cholémie simple, l'autre de ce qu'on a appelé acholie ou ictère grave.

Evidemment ici nous n'avons pas à faire et nous ne ferons pas l'exposé complet et didactique de la pathologie de ces divers états morbides, nous indiquerons seulement ce qu'ils présentent de particulier tant au point de vue des causes invoquées qu'à celui des symptômes. C'est ainsi, v. g., que dans la cholémie simple nous nous étendrons d'une façon toute spéciale sur un accident fréquent de la femme grosse atteinte d'ictère, je veux parler de la fausse couche; dans l'article traitant de l'ictère grave, nous étudierons surtout les causes qui semblent prédisposer les femmes à cette complication terrible.

La deuxième partie sera consacrée à l'ictère qui survient d'une façon épidémique chez la femme enceinte. C'est là que nous placerons les aits qu'il nous a été donné d'observer cette année.

Dans notre troisième et dernière partie, nous étudierons la question de savoir si l'ictère qui survient dans les conditions précitées demande une thérapeutique spéciale; il nous faudra examiner en particulier la valeur de la fausse couche provoquée comme moyen curatif.

CHAPITRE PRÉLIMINAIRE

DES ICTÈRES EN GÉNÉRAL.

Les anciens, qui désignaient toutes les maladies par une dénomination représentative d'un phénomène extérieur visible, ont appelé ictère un état morbide caractérisé par une teinte spéciale de la peau. En effet, le mot grec ἴκτερος ne peut venir que de ἴκτις (espèce de belette aux yeux d'or) ou de ἴκτερος loriot, que l'on ait eu en vue soit le plumage de cet oiseau d'un jaune éclatant, soit la vertu singulière qu'il possédait de guérir l'ictérique qui par bonheur l'avait regardé, bienfait qui du reste lui coûtait la vie, au dire de Pline. La même idée encore présida aux autres dénominations, telles que : aurigo, icteritia flava, morbus arquatus, morbus regius. Ce dernier synonyme pourrait encore, d'après Celse, indiquer le traitement prescrit autrefois contre cette affection, traitement qui consistait à recommander au malade jaune de se mettre à jouir d'une façon tout à fait royale de tous les plaisirs imaginables.

L'on ne tarda pas à voir que l'ictère était loin d'être une maladie toujours semblable à elle-même. En conséquence, on admit deux sortes d'ictères: l'un symptomatique, pouvant tenir à des troubles variés du foie, l'autre essentiel formant une maladie spéciale, d'origine plus ou moins nuageuse et ne dépendant d'aucune lésion organique. Mais en somme il n'y a pas, il ne peut pas y avoir d'ictère essentiel. Et si l'on veut désigner par là un ictère dont le mécanisme de production se cache encore, pourquoi ne pas l'appeler par exemple ictère cryptogène, dénomination qui aurait l'avantage de montrer le desideratum de la science, au lieu de masquer par un vain mot notre ignorance à ce sujet.

Pour nous, l'ictère n'est pas une maladie, mais un ensemble symptomatique commun à un grand nombre d'états morbides, que nous tâcherons de spécifier plus tard. Nous définirons cliniquement l'ictère : un symptôme caractérisé par la coloration morbide vert jaune de la peau et des muqueuses, par la teinte spéciale des urines verdissant par l'acide nitrique, et enfin par la décoloration plus ou moins complète des matières fécales.

Cette définition montre clairement le mécanisme à peu près exclusif que nous admettons pour la production de l'ictère vrai, c'est-à-dire passage anormal de la bile en nature du foie dans le sang, et de là dans les divers tissus de l'économie.

Aussi, à la place du mot ictère qui, somme toute, n'indique qu'une coloration anormale de la peau, nous préférerions dire avec Piorry cholémie, ce qui montre beaucoup mieux que la bile est résorbée en totalité et en particulier avec ses acides tauro et glycocholiques, lesquels amènent des symptôm.s spéciaux, tels que le ralentissement du pouls et la dégénérescence des vaisseaux, cause fréquente d'hémorrhagies. Du reste, dans ce travail, les dénominations ictère simple et cholémie seront employées par nous comme absolument synonymes.

On ne peut plus, aujourd'hui, invoquer, comme cause d'ictère, l'absence de sécrétion du foie, qui laisserait accumuler dans le sang la matière colorante et les acides de la bile, puisqu'il est démontré d'une façon absolue, depuis les expériences de Moleschott et de Müller, que la bile n'est pas préformée dans le liquide sanguin.

La difficulté de trouver, dans certains cas, un obstacle à l'excrétion de la bile, a fait imaginer de nombreuses théories pour expliquer ces faits obscurs.

C'est ainsi, par exemple, que, par opposition à l'ictère mécanique précédent, dit ictère hépatogène, on a admis un ictère dyscrasique ou mieux hématogène, c'est-à-dire que, dans certaines conditions spéciales, la matière colorante du sang pouvait se transformer directement dans les vaisseaux en matière colorante de la bile. Cette interprétation, du reste, n'est pas nouvelle, puisque Galien disait déjà : « Vi- « demus sanguinem in bilem verti. » Frerichs et Kühne, bien que chacun à des points de vue différents, ont voulu expliquer de cette manière l'ictère de la pyoémie, du typhus, des pyrexies et de diverses intoxications.

Tout récemment, Lehmann et Naunyn ont ruiné cette théorie, en trouvant, dans un grand nombre des cas précités, des acides biliaires dans l'urine; et plus tard Naunyn, injectant de l'hémato-cristalline dissoute, soit sous la peau, soit dans les veines d'un chien, a retrouvé dans le liquide urinaire, de l'hémato-cristalline et nullement de matière colorante biliaire. Enfin le fait même de la dissolution des globules du sang dans la toxémie cholique vient d'être nié d'une façon absolue par Lebert et O. Wyss; ces auteurs, dans l'ictère grave, avec ou sans empoisonnement phosphoré, ont trouvé, il est vrai, le sang diffluent, mais les globules sanguins parfaitement intacts.

L'ictère hémaphéique de Gubler n'est pas moins discutable. Cette théorie, en effet, consiste à admettre que, dans certaines intoxications, la matière colorante du sérum ou hémaphéine de Simon, transsude à travers les vaisseaux et va colorer les tissus et l'urine sans pourtant présenter dans celle-ci la réaction habituelle de la biliverdine ; mais le professeur Vulpian affirme (cours de la Faculté, 1872) avoir vu des cas très-nets d'ictère où la réaction caractéristique par l'acide nitrique, indéniable la veille, n'avait plus lieu le lendemain. Nous avons noté la même chose dans une de nos observations. Nous devons donc admettre, jusqu'à preuve du contraire, que, dans l'ictère dit hématogène, nous avons affaire à la biliverdine, mais plus ou moins modifiée.

Du reste, ces cas difficiles à expliquer deviennent chaque jour de plus en plus rares, et, dans la fièvre typhoïde par exemple, dans l'empoisonnement par le phosphore, etc., on a trouvé dans les voies d'excrétion des lésions qui montrent clairement le mécanisme de la rétention biliaire.

Il est bien entendu que notre interprétation n'atteint pas ce qu'on a appelé les ictéroïdes, c'est-à-dire les teintes plus ou moins jaunâtres de la peau, qui n'ont, avec la coloration ictérique, qu'une ressemblance grossière ; cas dans lesquels on ne voit, du reste, ni la décoloration des matières fécales, ni le ralentissement du pouls, ni la présence, dans l'urine, des acides copulés ; je veux parler de ces états qui se voient dans les cachexies diverses, bronzée d'Addison, palustre, cancéreuse dans la cirrhose du foie, et souvent dans l'intoxication plombique. Il en est de même de la coloration spéciale aux habitants des tropiques, qui est due à la fois, d'après G. Sée, à l'influence solaire et à l'anémie chez des individus affectés presque tous d'hémorrhoïdes.

La cholémie simple, étant produite par la résorption de la bile en nature, sera vue toutes les fois qu'une maladie ou un obstacle mécanique quelconque troubleront l'excrétion de ce produit dans un point quelconque des canaux biliaires.

Il n'est pas possible d'exposer ici toutes les causes susceptibles de donner lieu à ce syndrome. Notons seulement les principales : calculs et corps étrangers (lombrics, pepins de fruits, etc.) des voies biliaires ; compression de ces canaux par tumeurs diverses intra ou extra hépatiques ; leur insuffisance par polycholie ; catarrhe du canal cholédoque ou des fins canalicules ; congestions irritatives par intoxication ; stases diverses par troubles circulatoires et respiratoires dans les maladies du cœur et du poumon ; enfin peut-être diffusion anormale de la bile dans les cellules mêmes ou dans leur voisinage par anémie des vaisseaux sanguins.

Ces troubles circulatoires divers peuvent nous expliquer l'ictère dit spasmodique ou par émotion morale, à condition que l'on n'admette

pas non plus leur action instantanée, puisque la rétention biliaire
la plus radicale, celle qu'on obtient par la ligature du canal cholédoque ne produit ses effets extérieurs qu'au bout de trente heures au
moins. Cette fluxion par trouble de l'innervation vaso-motrice, nous
est démontrée par l'hyperémie qui suit la piqûre de la moelle allon-
gée (Bernard), l'électrisation du bout central du nerf vague coupé,
la section des nerfs splanchniques et l'extirpation des ganglions cœ-
liaques (Frerichs). A cela, le professeur G. Sée joint une nouvelle
cause, le ralentissement de la respiration qui serait dû à une action
névro-paralytique exercée sur la portion thoracique du nerf vague.
En effet la stase biliaire artificielle que l'on produit chez les animaux
par la section du pneumogastrique, vient à cesser sitôt que l'on pratique la respiration artificielle. Cette même théorie pourrait aussi s'appliquer dans un certain nombre de cas à l'ictère de la pneumonie.

Quoi qu'il en soit, la cholémie ou viciation du sang par la bile, ne
possède aucune gravité par elle-même et guérit facilement lorsque
la maladie originelle est passagère et n'entraîne pas de lésion incom-
patible avec la vie. Or, c'est là le cas le plus commun, puisque les
causes habituelles de l'ictère (calculs, catarrhe des voies biliaires,
congestions sanguines) n'amènent pas de grands troubles dans l'organisme. A part la jaunisse, le ralentissement du pouls, quelques
éruptions cutanées, un peu d'insomnie, on n'observe guère d'autres
symptômes. Cependant, de temps à autre, la quiétude des médecins
était troublée par l'explosion des phénomènes graves (surtout hémorrhagiques et comateux) qui emportaient rapidement les malades.
Hippocrate connaissait déjà le pronostic fâcheux qu'il fallait tirer
des symptômes nerveux survenant dans l'ictère, lorsqu'il disait :
« Ex morbo regio fatuitas aut stupiditas mala est. »

Ce sont ces cas que l'on a désignés sous les noms d'ictère malin,
d'ictère essentiel grave (Ozanam), d'ictère hémorrhagique essentiel
(Monneret), typhoïde (Lebert), de cholacidémie (Sée), de cholestéré-
mie (Flint).

Nous n'avons pas ici à discuter les théories diverses qui ont donné naissance à ces appellations variées. Disons seulement que ni la bile en nature filtrée (Frerichs, Vulpian) ni les acides biliaires injectés (Kühne, Hoppe, Grollemund), à moins de l'être à doses massives et hors de proportion avec ce que l'on peut voir dans la nature, n'ont pu faire naître d'accidents comparables ; la rétention de la cholestérine, accusée par Flint, vient d'être mise hors de cause par les récentes expériences de Pagès (Th. Strasb. 69). Du reste, il faut bien le dire, les matériaux connus de la bile ne sont guère plus abondants dans le sang des individus atteints d'ictère grave que dans les cas les plus bénins de jaunisse.

Les auteurs alors ont appelé à leur secours l'anatomie pathologique, on a invoqué une lésion univoque, l'atrophie jaune aiguë du foie (Rokitansky-Frerichs), puis l'atrophie aiguë du cerveau (Buhl) ; enfin, des hépatites diffuses, mais surtout parenchymateuses (Frerichs, Robin). Mais l'on a vu plus tard qu'on trouvait généralement d'une façon concomitante des lésions du foie, des reins et de la rate ; le cœur, les vaisseaux et le sang sont parfois aussi altérés. On voit bien, dans ces lésions, des apparences de travail actif, des multiplications cellulaires ; mais ce qui domine, c'est l'atrophie des éléments cellulaires et glandulaires, c'est la dégénérescence graisseuse.

Quant aux autopsies négatives, ont-elles été faites avec assez de soin et surtout assez complétement ?

Pour notre savant maître, G. Sée, et je crois que son opinion est la vraie, l'ictère grave n'est pas une entité morbide, mais un complexus symptomatique, suite d'un grand nombre d'états morbides divers, et dont les caractères communs seraient :

1° Ictère d'intensité variable ;

2° Urine tantôt bilieuse, tantôt chargée de produits de décomposition de substances albumineuses (leucine, tyrosine), parfois, enfin, charriant de l'albumine et du sang ;

3° Hémorrhagies multiples ;

4° Accélération du pouls à un certain moment ;

5° Accidents nerveux (surtout coma, stupeur).

Cette opinion, qui est adoptée par Laborde dans son excellente thèse d'agrégation, s'éloigne assez de l'opinion dite de l'école française (Monneret, Trousseau, Blachez) qui voulait voir là une maladie primitive du sang, tandis qu'en réalité cette altération paraît toujours être secondaire.

M. Jaccoud adopte, pour cet ensemble symptomatique, la dénomination d'acholie (α-χολη) qui indique bien le mode pathogénique qu'il admet ; en effet, pour le savant médecin de Lariboisière, le cause de tout le mal, ce n'est pas un empoisonnement biliaire, mais, au contraire, l'absence de fonctionnement du foie, et il récuse le terme d'ictère grave, parce qu'à la rigueur, l'ictère peut manquer. En somme, dans l'ictère simple, le foie travaille ; mais son produit de sécrétion, ne pouvant s'éliminer, retourne dans le sang. Dans l'acholie, au contraire, la sécrétion de la bile ne se fait pas en tout ou en partie ; d'autre part, les fonctions d'hématopoïèse du foie sont, du même coup, entravées, sinon abolies. Voici donc le sang, qui déjà ne peut subir, dans le foie altéré, ses modifications habituelles, obligé encore de garder en partie les produits excrémentitiels qui devaient former les principes essentiels de la bile. Le liquide nourricier va, de son côté, réagir anormalement sur le cerveau, et produit ainsi des symptômes nerveux ; d'un autre côté, moins apte à nourrir les organes, il amène promptement des dégénérescences graisseuses dans les parois vasculaires (d'où hémorrhagies), dans le cœur, qui bat plus vite, mais plus faiblement, et, enfin, dans les reins, nouvel émonctoire encore enlevé à la dépuration. L'urine traduit ces troubles généraux en présentant une diminution de ses principes normaux, tels que l'urée, et en montrant des substances quaternaires qu'on n'y voit jamais, tels que leucine, tyrosine, etc. Ces organes altérés, non-seulement fonctionnent mal, mais encore jettent, dans le torrent circulatoire, des produits de dénutrition à la fois plus nombreux et autres que de coutume. Tel est le cercle vicieux morbide qui fait que l'acholie peut si rarement guérir. C'est la résultante de toutes ces causes d'ulcération qui constitue, pour M. Vulpian (Cours inédit à la Faculté), l'altération du sang propre à l'ictère grave, altération complexe, inconnue dans son essence, mais, en tout cas, bien différente de la choletoxémie.

Nous sommes loin, je le sais, d'avoir, je ne dis pas résolu, mais seulement soulevé toutes les difficiles questions afférentes aux diverses sortes d'ictères. Nous ne pouvions faire qu'une chose, dans un sujet aussi ardu et sur lequel la science n'est pas faite, rechercher, d'après nos lectures et les leçons de nos maîtres, les interprétations qui nous paraîtraient se rapprocher le plus de la vérité, afin d'appliquer directement ces données générales à l'étude spéciale de l'ictère des femmes grosses. C'est là ce que nous avons tenté dans la mesure de nos forces.

PREMIÈRE PARTIE

De l'ictère sporadique chez les femmes enceintes.

L'ictère que nous entreprenons d'étudier est celui qui surprend la femme durant la gestation, qu'il persiste ou non après la déplétion de l'utérus; c'est l'ictère gravidique de Baumès, dénomination bonne en soi, mais que je n'accepte pas, à cause d'une confusion possible avec le terme ictère grave; c'est celui que M. Hervieux nomme ictère protopathique ou essentiel des femmes grosses (*Gaz. méd.*, 1867), par opposition à l'ictère des nouvelles accouchées qu'il appelle ictère deutéropathique. Cette dernière variété ne sera pas traitée par nous, parce que, ou bien elle se lie à la péritonite puerpérale, et alors il y a des altérations du foie spéciales à ces états (obs. de Andral, Frerichs, Béhier, Hervieux), et alors elle n'influe en rien sur le résultat final; ou bien elle ne complique pas ces affections terribles, et, dans ce cas, comme nous le verrons plus tard, elle doit être assimilée de tout point à l'ictère que nous allons examiner. Je ne puis donc accepter la classification du médecin de la Maternité, d'autant plus que, dans l'étude générale qui a précédé, nous n'admettons pas d'ictère essentiel.

Nous n'avons pas à faire la description didactique d'une maladie spéciale, parce que, comme nous espérons le démontrer, il ne s'agit ici nullement d'une maladie particulière à la femme gravide, telle, par exemple, que l'éclampsie; nous verrons seulement les quelques particularités que présente alors cet état morbide.

Evidemment, une femme enceinte se trouve comme toute autre exposée aux diverses influences susceptibles d'amener la jaunisse; nous ne voulons pas résoudre maintenant la question de savoir si elle y est plus prédisposée. Si l'influence morbifère se traduit, comme c'est le cas le plus commun, par des faits isolés, nous avons l'ictère sporadique; dans la circonstance opposée, c'est l'ictère épidémique que nous verrons dans la seconde partie de ce travail.

Lorsque la maladie, cause de la résorption biliaire, est facilement guérissable, nous avons l'ictère bénin, ou la cholémie simple des femmes grosses.

Lorsqu'au contraire l'influence morbigène, qui produit la cholémie, amène du même coup ou consécutivement la suppression de l'activité hépatique, nous avons alors l'ictère grave ou malin, ou mieux l'acholie.

Je ne vois vraiment pas de place pour un processus intermédiaire que l'on a dénommé ictère abortif (Bardinet, Hervieux). Car, si l'on range à part dans un groupe spécial les faits dans lesquels l'ictère a produit l'avortement, on enlève du même coup presque la seule particularité qui distingue l'ictère de la femme grosse. Cela est si vrai, que les auteurs, qui ont accepté cette division, sont obligés d'admettre que l'ictère malin est aussi abortif. C'est là, à mon sens, une confusion bien inutile, que nous éviterons en rangeant ces cas dans le cadre commun.

CHAPITRE PREMIER.

CHOLÉMIE SIMPLE CHEZ LA FEMME GROSSE.

L'ictère qui survient sans complication chez la femme enceinte reste, le plus souvent, à l'état de simple indisposition. Cette bénignité absolue est admise, comme règle par van Swieten, Sauvages, Portal, Villeneuve, Ferrus; Grisolle dit aussi n'avoir jamais vu d'action fâcheuse produite ni sur l'enfant, ni sur la mère; telle est encore l'opinion exprimée par M. Béhier dans sa clinique; Joulin, de son côté, n'attribue aucune importance à la jaunisse, tant qu'elle n'est pas sous la dépendance d'une maladie grave du foie; pour Frerichs la bénignité serait l'apanage des premiers mois seulement.

Ce presque consensus des auteurs nous montre qu'à l'état sporadique la bénignité absolue, pour la mère et pour l'enfant, doit être le fait le plus ordinaire.

Mais, dans un certain nombre de cas, l'on voit survenir tout à coup, sans autre cause connue que l'ictère, sans que l'état de la mère ait autrement changé, les symptômes d'un travail prématuré. La fréquence relative des avortements dans l'ictère est difficile à déterminer d'une façon rigoureuse, parce que, dans les hôpitaux, le seul endroit où l'on puisse établir une statistique à cet égard, l'on voit surtout des cas plus graves. Ce phénomène n'est pas rare : Ozanam, Davis, Imbert, cité par Churchill, Frerichs, Machelard, Rabé, Hervieux, etc., en citent de nombreux exemples. Cette influence nocive de la cholémie sur la continuation de la grossesse va surtout nous occuper dans ce chapitre, puisque c'est là la seule particularité que nous ayons à considérer. Mais auparavant nous allons étudier, pour procéder logiquement, l'influence de la grossesse sur la genèse de l'ictère.

§ 1. *Influence de la grossesse sur la production de l'ictère.*

La grossesse, au dire des auteurs, serait une cause prédisposante très-active de l'ictère. Je ne veux pas nier le fait d'une façon absolu : je ferai seulement observer que l'an dernier, avant le développement de l'épidémie d'octobre, aucun fait ne s'était présenté dans les services de la Maternité, ni à l'hôpital des Cliniques. Cette influence pourtant ne saurait être niée dans certains cas : par exemple, chez cette jeune femme dont parle Hoffmann, laquelle à chaque grossesse devenait ictérique peu de temps avant d'accoucher.

Quant à l'interprétation du mode d'action de cette cause, elle a varié suivant les auteurs et les époques de la gestation que l'on avait en vue. L'état bilieux invoqué par Villeneuve, Portal, Sauvages, me semble une explication qui explique fort peu.

J. Frank attribue l'ictère du début de la grossesse à une influence nerveuse, et celui du troisième mois à la pléthore. Mais, depuis van Swieten, presque tous les auteurs sont d'accord pour attribuer l'ictère qui survient, vers la fin de la gestation, à la compression qu'exerce sur l'appareil biliaire l'utérus développé. Burns met tout le mal sur le compte de la dyspepsie si fréquente dans cet état, dyspepsie qui, plus tard, est devenue la gastro-duodénite de Broussais, et enfin le fameux bouchon muqueux de Virchow. Notons enfin les émotions morales subites (peur, joie) et les passions tristes et déprimantes que l'on voit indiquées dans la plupart des observations.

Il n'est aucun de ces processus, à la rigueur, qui ne puisse s'admettre pour un cas en particulier. Mais, il faut bien le dire, l'ictère est chose si rare chez la femme enceinte; d'un autre côté, les causes qu'on invoque sont tellement constantes, tellement banales, qu'il ne

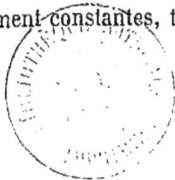

faudrait pas y ajouter trop de valeur. En effet, quelle femme enceinte devenue jaune n'aura pas à accuser, pour peu qu'on la pousse dans cette voie, une impression morale quelconque (joie, douleur, chagrin ou colère), qui lui sera survenue dans les jours précédents?

Quant au fait de la pression utérine, on sait combien peu, en général, les intumescences à développement lent et progressif troublent les fonctions des organes voisins. Du reste, si c'était là la cause vraiment efficiente de la jaunisse, on verrait survenir cet état en même temps que l'œdème et l'ascite, dans les cas de développement exagéré de l'utérus, par exemple dans les cas d'hydramios, de grossesse gémellaire ou compliquée de tumeurs.

Dans les cas où je n'aurais à invoquer aucune cause commune, telle que calculs, angiocholite, je donnerais la préférence à un processus mécanique mixte : compression des voies bilaires par l'utérus, non directement mais indirectement, par l'intermédiaire du côlon transverse, rendu plus fixe et plus résistant par des matières fécales accumulées dans son intérieur. Cette interprétation semble assez plausible, si l'on se rappelle combien les femmes enceintes sont sujettes à la constipation; ce phénomène se trouve, du reste, noté comme prodrome dans presque toutes les observations.

§ II. — *Influence de l'ictère sur la gestation.*

La cholémie la plus simple amène, non pas d'une façon constante, mais assez souvent, avons-nous dit, la cessation avant terme de la gestation; puis, l'utérus une fois désempli, tout se passe comme dans les cas ordinaires. Ce fait n'a rien qui puisse étonner dans l'ictère grave, qui porte une atteinte si profonde à l'organisme, puisque la même chose se produit dans toutes les affections qui mettent en danger la vie de la mère, comme par exemple la pneumonie et les fièvres éruptives; mais cela paraît plus singulier dans un simple ictère catarrhal. Ozanam rapporte l'exemple de deux femmes qui ont avorté, l'une à cinq mois et demi, l'autre à sept mois et demi, quelques jours après le début d'un ictère simple. Ferdut a vu le même fait à 6 mois et demi, et le fœtus vécut douze heures. Le Dr Imbert, cité par Churchill, rapporte un avortement survenu au deuxième mois. Davis (*Obstetr. med.*, t. II) cite deux fausses couches, l'une au cinquième mois, l'autre à une époque indéterminée. Enfin Machelard (*Gaz. méd.*, 58) et Hervieux rapportent des accouchements prématurés arrivés à huit mois. Les enfants, en général, naissent vivants et nullement ictériques. C'est là, pour le dire en passant, une nouvelle preuve de l'indépendance de la circulation du fœtus. Pourtant Bonnet (*Sepulchretum*, t. II) dit avoir trouvé un fœtus né d'une femme atteinte d'ictère chronique, d'une coloration comme cireuse : « Ita flavum, ut e cera confectus puer, non partus « humanus videretur. » Wrisberg, Frank, décrivent des faits analogues. Faut-il, dans ces cas exceptionnels, attribuer la coloration à la durée très-longue de l'ictère, qui a permis à la biliphéine de s'infiltrer à la fin, ou bien à une maladie concomitante du fœtus ? Quoi qu'il en soit, comme Frerichs et tous les auteurs modernes, nous n'avons jamais observé cette particularité, bien que l'avortement soit souvent survenu dans un ictère datant de trois semaines.

La viabilité des enfants dépend uniquement de l'époque de la fausse couche et ne se trouve nullement compromise par la maladie de la mère.

Comment pouvons-nous expliquer cette influence fréquemment nocive de la jaunisse sur la marche de la grossesse ?

Frerichs, partant d'une idée préconçue et pensant sans doute à la fréquence des hémorrhagies multiples durant la cholémie, croit l'avortement amené dans ces cas par des métrorrhagies. Cette opinion se trouve absolument réfutée par l'étude des faits; car jamais il n'a été noté d'apoplexie placentaire; et la métrorrhagie précédant la fausse couche est en quelque sorte inconnue. Bien plus, chose remarquable, les hémorrhagies de la délivrance sont à peu près inconnues. Quant à celles que l'on a vues survenir dans les jours suivants, elles coïncidaient toujours avec des congestions symptomatiques d'un travail inflammatoire dans le voisinage. (Obs. de Frerichs, Hervieux.)

Cette rareté des métrorrhagies dans un état morbide qui cause si fréquemment des hémorrhagies multiples, doit, il me semble, nous mettre sur la voie du véritable mécanisme de la fausse couche qui survient alors ; car il faut bien reconnaître que cet effet se trouve empêché par la rétraction de l'utérus, et c'est ce qu'on voit en réalité. L'on peut donc admettre *a priori* que la bile répandue anormalement dans les tissus exerce sur la contractilité de cet organe une action toute spéciale, analogue à celle de l'ergot, et tend de cette sorte à produire des contractions prématurées. Cette hypothèse s'appuie, du reste, sur des expériences précises qui démontrent positivement l'action excitante des principes biliaires tant sur les muscles que sur les nerfs moteurs. En effet, Schiff et après lui Budje, d'autre part Kühne et Hoppe, ont obtenu des contractions permanentes et comme tétaniques des muscles, en mettant une goutte de liquide biliaire en contact soit avec la fibre musculaire, soit avec son nerf moteur (Longet). La bile appliquée sur la tunique musculaire de l'œsophage du chat ou de l'intestin grêle du lapin, y provoque une contraction soutenue. Ranke a établi que ce sont bien les sels biliaires qui agissent directement sur le système nerveux, et au moins sur le système nerveux ganglionnaire, avant que le sang profondément altéré puisse expliquer les désordres qu'on observe. Leyden, du reste, dans ses injections d'acides biliaires, a observé chez le chien des crampes et des trémulations musculaires.

On a fait à ces expériences un grave reproche, celui de ne pas imiter la nature et de n'amener de résultats qu'à l'aide de quantités énormes de poison. De ce reproche même se tire la meilleure justification de notre interprétation. En effet, si les acides biliaires jouissent à un si haut degré de la propriété d'exciter les nerfs et les muscles de la vie végétative, pourquoi ne verrait-on ces effets se manifester que dans l'utérus? Pourquoi, du reste, les convulsions en général sont-elles si rares dans la cholémie? On pourrait, je le sais, invoquer l'irritabilité spéciale de l'utérus distendu par le produit de conception. Mais il me semble trouver une raison meilleure du fait dans la dilatation énorme que subissent les sinus utérins par le fait de la grossesse. On comprend, en effet, pourquoi un muscle, ainsi plongé dans un véritable lac de sang, doit ressentir plutôt qu'un autre, à circulation moins active, les effets de la viciation du sang. C'est là une simple affaire de dose.

Du reste, les acides biliaires ne sont pas le seul poison capable de déterminer l'avortement. Cela a été noté pour le plomb par C. Paul, pour le phosphore, par Gautier de Claubry.

O. Wyss, dans ses études expérimentales, a vu le même fait se produire chez des chiennes qu'il avait empoisonnées par le phosphore mais ici il y avait deux influences pour une, puisque l'ictère existait en même temps. Le résultat n'est pas moins intéressant à noter pour cela.

Maintenant peut-on prédire à l'avance l'avortement? Généralement non, car les douleurs surviennent sans être annoncées par aucun prodrome, sans aucune aggravation de l'état général de la mère. Le travail se fait assez rapidement du reste, et la délivrance n'est suivie d'aucun accident.

Y a-t-il une condition spéciale capable de nous expliquer pourquoi telle femme, sous l'influence de l'ictère, va avorter, tandis qu'une autre n'avortera pas?

Disons d'abord qu'il n'y a aucun rapport entre ce fait et l'intensité de la coloration ictérique; l'on voit en effet des femmes à peine teintes avorter, et à côté, d'autres avec une coloration extrêmement foncée mener à terme leur grossesse.

En désespoir de cause, l'on a invoqué, ce qui est assez commode, l'idiosyncrarie, c'est-à-dire une certaine prédisposition aux avortements en général. Mais cela encore n'est pas vrai d'une façon absolue;

l'on voit en effet dans ces cas survenir un travail prématuré, qu'il y ait eu, ou non, auparavant des fausses couches par une cause quelconque. Entre autres exemples, nous pouvons citer noter observation 12°, où nous voyons une jeune femme enceinte de cinq mois guérir sans avorter, alors que sans cause aucune auparavant elle avait eu trois fausses couches sur quatre grossesses.

La primiparité ou la multiparité n'exerce non plus aucune influence appréciable.

En somme, l'on ne peut dire dans l'état actuel de la science, pourquoi telle femme avorte et telle autre n'avorte pas sous l'influence de la jaunisse.

Nous avons maintenant à parler d'une autre particularité intéressante, de la lactation. La sécrétion lactée s'établit comme de coutume malgré l'ictère, lorsqu'il reste à l'état de bénignité; seulement le liquide sécrété prend la teinte jaunâtre. Villeneuve dit avoir vu dans ces circonstances des nourrices communiquer la jaunisse à leurs nourrissons. Mais c'est là sans doute une simple coïncidence; car, l'on connaît la fréquence de l'ictère des néo-nés, sans parler de la teinte ictéroïde qui leur est presque normale. Quant à nous, nous avons vu des enfants prendre volontiers, malgré cela, le sein de leur mère et ne s'en trouver nullement incommodés. Aussi dans ces cas ne donnerions-nous le conseil de renvoyer une nourrice que si son ictère paraissait devoir être de quelque durée et amener ainsi une dénutrition qui évidemment retentirait bientôt sur la sécrétion lactée elle-même. Un seul moyen peut suppléer alors à la sécrétion biliaire absente, ou plutôt empêcher le mouvement dénutritif, la viande crue à haute dose et dépourvue de graisse.

CHAPITRE II.

DE L'ICTÈRE GRAVE, OU ACHOLIE CHEZ LA FEMME GROSSE.

Le syndrome ictère grave est, comme nous l'avons vu, le résultat d'une viciation polymorphe du sang, tenant le plus souvent, pour ne pas dire toujours, à l'inertie fonctionnelle du foie. Cet état morbide s'accompagne presque constamment d'une destruction ou pour le moins d'une dégénérescence graisseuse des cellules hépatiques avec des lésions d'autres organes (rate, muscles, parois vasculo-cardiaques) et en particulier de l'émonctoire rénal. Il ne faudrait pas, par exemple ranger dans le groupe précédent les accidents mortels de l'ictère survenus par un mécanisme tout différent; tel est en particulier le cas rapporté par Frank d'une rupture mortelle de la vésicule biliaire distendue produite pendant le travail de l'accouchement.

Les lésions confirmatives de la théorie acholique de l'ictère grave ont été vues d'une façon constante chez la femme enceinte, lorsque l'on a fait des autopsies sérieuses.

Les observations si convaincantes de Frerichs sont trop connues pour que nous ayons besoin de les rapporter ici.

En France, M. Blot (*Bull. Acad. méd.*, tome XXX) a lui aussi observé l'atrophie jaune aiguë du foie, caractérisée par la diminution du volume total de l'organe et la destruction des cellules remplacées par des amas graisseux.

Woillez, dans une autre autopsie analogue, ne put trouver aucune cellule hépatique intacte (*Soc. méd.*, hop. 62), le foie du reste était ramolli.

Dessolies (Th. Paris 70) rapporte un autre cas d'atrophie aiguë; les canaux biliaires pâles, décolorés et sans bile; on ne put trouver d'obstacle au cours de la bile dans les canaux excréteurs.

L'observation de M. Damaschino, que nous rapportons plus loin, présente un mélange d'atrophie et d'hépatite interstitielle.

Enfin des lésions analogues paraissaient constantes dans les deux cas d'ictère grave épidémique que nous citerons à la fin de ce travail.

La constance de ces lésions du foie, si souvent accompagnées de dégénérescences rénales dans l'ictère malin de la femme grosse; d'autre part la gravité exceptionnelle de l'ictère pendant la gestation, laquelle paraît surtout évidente dans les épidémies doivent nous indiquer de quelle façon en général l'état de gravidité influe sur l'ictère pour le rendre si souvent fatal; c'est ce que nous chercherons à expliquer dans le prochain paragraphe. Ensuite il ne nous restera plus qu'à voir la marche spéciale de l'acholie chez la femme grosse.

§ 2. — *Influence de la grossesse sur le développement de l'ictère gravé.*

La grossesse paraît être une cause prédisposante bien réelle de l'ictère grave. Ce fait a été établi d'abord par Burns (Encycl. sc. méd., 39), puis par Ozanam (th. Paris, 1849); Blot, Churchill, Blachez, Caradec, Montgomery, Hervieux, Laborde ont aussi constaté cette influence d'une façon générale. Frerichs, sur 31 cas d'atrophie aiguë du foie pris au hasard, a trouvé 9 cas seulement chez l'homme et 22 chez la femme, dont la moitié enceintes. Cependant on peut dire, d'une façon générale, que l'atrophie aiguë du foie est rare durant la grossesse, puisque, sur un relevé fait en Allemagne et portant sur 33,000 femmes en couches, Spaeth n'a trouvé que deux faits de cette maladie; et, dans les seize mois qui viennent de s'écouler, l'on vit un seul cas à la Maternité, et un autre à la Clinique, dans des services de femmes en couches à peu près toujours remplis. Ce qu'il faut dire, c'est que, étant donné un ictère, il passera plus facilement à l'état grave chez une femme grosse. N'oublions pas pourtant que l'hépatite diffuse, tant chez l'homme que chez la femme, est fréquente surtout de 20 à 30, et que c'est là la période de la vie où la femme se trouve communément enceinte.

Mais voici ce qui rend indéniable l'influence nocive de la grossesse. En effet, les épidémies qui, par un processus évidemment le même frappent un grand nombre d'individus placés dans toutes les conditions possibles, nous montrent une gravité exceptionnelle et souvent unique de la cholémie durant la gestation, ainsi que nous le verrons dans la seconde partie de ce travail.

Le fait se trouvant établi, nous devons chercher à l'expliquer ; car, vraiment, nous ne pouvons pas nous contenter de dire avec Ozanam que la cause de cette gravité « paraît être dans le développement de cet état de malignité qui peut compliquer toutes les maladies, et par conséquent l'ictère. »

L'analogie des symptômes et de la plupart des lésions a fait admettre à Rokitansky l'opinion singulière que c'étaient là des empoisonnements par le phosphore méconnus. Qu'une stéatose aiguë phosphorée soit venue pour un certain nombre de faits grossir le dossier de cette autotoxémie, je l'accorde ; mais de là à vouloir généraliser, il y a loin. Du reste, dans les cas douteux, le diagnostic sera toujours possible, puisque dans l'empoisonnement l'on aura des lésions gastro-intestinales, des stéatoses musculaires généralisées (Wyss, Ranvier), et enfin le corps du délit bien reconnaissable, même sans réactif, par son odeur et sa phosphorescence.

Quant à mettre avec M. Gubler le point de départ dans le système nerveux dont la sidération amènerait une stéatose générale suraiguë, comme chez les animaux surmenés, ce ne peut être ici le cas, puisque, dans les faits relatés, la prostration n'existait point au début, mais au contraire est survenue comme fin de scène dans un ictère de quelque durée déjà.

La raison de la gravité fréquente des ictères chez la femme enceinte doit, pour le dire tout d'abord, être trouvée dans certaines modifications qu'ont subies ses organes, notamment le foie et les reins.

Laënnec, le premier, décrivit le foie gras et granité chez une femme morte de péritonite puerpérale (*Journ. méd.*, vend. an XI). Doublet avait vu plusieurs fois la même apparence qu'il avait attribuée, suivant les idées de son époque, à une imbibition de matière laiteuse.

Tarnier, dans sa thèse inaugurale, rapporte que, sur quatre-vingts autopsies, il ne vit manquer que cinq fois l'altération graisseuse en taches plus ou moins confluentes ; l'examen microscopique fait par Vulpian montra que cet aspect était bien dû à la réplétion des éléments cellulaires par des globules de graisse. Cette altération est rapportée avec raison par le chirurgien de la Maternité au fait de la grossesse, et pas à la péritonite ; car, parmi les cinq femmes dont le foie fut trouvé indemne de cette lésion, quatre avaient été précisément emportées par une péritonite puerpérale ; d'un autre côté la même altération a été vue nombre de fois chez des femmes mortes pour des raisons tout autres, par exemple chez une jeune femme morte à six mois de grossesse des suites d'une métrorrhagie. Ce fait n'est pas du reste spécial à l'espèce humaine, puisque M. Blot a montré à la Société de biologie en novembre 1856 un exemple de foie gras chez une lapine qu'il avait sacrifiée après qu'elle eut mis bas.

Les modifications du foie sont encore démontrées par la glycosurie qui se montre d'une façon à peu près constante au début de la lactation, et souvent même avant l'accouchement. (Blot, Bernard, Tarnier).

Tout récemment enfin, dans une note communiquée à la Société de biologie, Ranvier faisait remarquer que, pendant la lactation, les cellules de la périphérie des lobules se remplissaient de graisse; ce qui, pour ce physiologiste, constituerait peut-être une nouvelle fonction qu'il appelle fonction stéatogène du foie.

Quoi qu'il en soit des rapports unissant cette glycosurie physiologique et l'état gras du foie, qu'il y ait là une fonction préparatoire à l'allaitement, ou une altération particulière, il n'est pas moins constant que la cellule hépatique, dans un état graisseux plus ou moins avancé, doit remplir moins efficacement les fonctions dépuratives et hématopoiétiques qui lui sont dévolues; d'un autre côté, elle doit subir d'une manière plus fatale les influences extérieures, puisque, si elle n'est pas malade, elle se trouve dans un état d'imminence morbide.

Cette influence nocive du foie puerpéral a déjà été invoquée d'une façon générale par Blot, dans un rapport remarquable fait à l'Académie sur le mémoire Bardinet.

L'on connaît en outre la fréquence des altérations rénales à mesure que la femme avance vers son terme ; l'albuminurie est loin d'être rare dans ces cas qui, parfois, entraînent l'éclampsie. Nous trouvons ici une nouvelle cause d'aggravation de l'acholie. En effet, si d'un côté déjà le foie remplit mal ses fonctions excrémentitielles, et que d'un autre les reins dégénérés par un processus analogue ne puissent le suppléer, les déchets de l'organisme, trouvant fermée toute porte d'élimination, vont, en s'accumulant de plus en plus, empoisonner l'organisme d'une façon irrémédiable.

Telles sont les raisons qui nous ont paru rendre compte pour la majorité des cas du passage facile de l'ictère bénin à l'état grave chez la femme enceinte. Il est bien entendu que cette terminaison fatale peut survenir chez elle pour des causes tout autres et ordinaires, telles que intoxications, abcès, kystes, calculs, etc. Citons encore, mais pour la rareté du fait, le cas d'Hufeland qui, à l'autopsie d'une femme prise de jaunisse et d'hémorrhagies multiples pendant les derniers mois de la grossesse, trouva le foie induré et le canal cholédoque ossifié.

§ 2. *Marche de l'ictère grave chez la femme enceinte.*

Dans toutes les observations rapportées par les auteurs, dans les nôtres propres, la marche de l'ictère grave est à peu près toujours

la même ; pas d'ictère grave d'emblée, mais succédant aux symptômes d'un ictère bénin.

La femme grosse présente depuis un temps, variant en général
de cinq à quinze jours, les symptômes d'un ictère simple, le plus
souvent catarrhal ; coloration jaunâtre plus ou moins accusée, ralentissement de pouls, absence de fièvre. Surviennent des contractions
utérines prématurées qui expulsent l'enfant habituellement vivant.
Les accidents graves se présentent rarement avant la déplétion utérine, contrairement à ce qui se passe dans l'éclampsie. L'on trouve
cependant un certain nombre de cas où les phénomènes nerveux et
même la mort ont précédé la fausse couche ; Caradec cite de ces cas;
Frerichs et Woillez ont trouvé chacun dans un cas, à l'autopsie, le
fœtus dans l'excavation, et il faut bien admettre alors qu'un commencement de travail s'était fait dans les derniers moments de la vie.
Lorsque la fausse couche survient au milieu du coma, jamais l'on
ne voit d'amendement dans les phénomènes généraux, sauf dans un
fait de Caradec.

La délivrance se fait naturellement, rarement accompagnée d'une
hémorrhagie de quelque abondance ; Frerichs a pourtant vu ce fait
survenir. Les métrorrhagies, durant les jours qui suivent, ont été
notées dans quelques cas, mais pas très-fréquemment. En un mot,
tout se passe bien, et rien ne fait prévoir le drame qui va se dérouler,
lorsque le lendemain ou le surlendemain au plus tard apparaissent la
somnolence, la fièvre et le coma ; le délire éclatant et les convulsions sont assez rares. Les urines sont en petite quantité, bilieuses,
peu riches en urée, parfois albumineuses et chargées de sang et de
produits de désassimilation inaccoutumés, tels que leucine, tyrosine, etc. Le plus souvent le coma ne fait qu'augmenter, la perte de
connaissance devient complète, la respiration stertoreuse, inégale, et
la mort termine la scène ; car ils sont rares les faits de guérison de
cette maladie, surtout chez la femme enceinte.

Nous nous contenterons de ce coup d'œil d'ensemble, puisque

· nous devons reparler de tout cela à propos de l'ictère épidémique. Au lieu d'étudier un à un chaque symptôme, nous préférons, ce qui sera plus profitable, puisque toutes ces observations se ressemblent à peu près, rapporter ici avec détail une observation inédite que nous devons à l'obligeance du Dr Damaschino, laquelle a été prise en bon lieu, dans le service de Monneret. Nous ferons simplement remarbuer que les convulsions notées dans ce fait sont rares.

Obs. I. — Ictère grave chez une femme enceinte de six mois et demi. Avortement, coma, convulsions. Hémorrhagies multiples. — Mort, autopsie.

La nommée Cécile B..., âgée de 20 ans, giletière, est entrée le 30 octobre 1864 à l'Hôtel-Dieu, salle Saint-Raphaël, n° 8, service du professeur Monneret.

Cette femme, d'une constitution robuste, est d'une bonne santé habituelle, elle est enceinte de six mois et demi (première grossesse), et depuis trois jours, sans cause appréciable, s'est aperçue qu'elle devenait jaune. Légère inappétence ; pas de fièvre. Les douleurs de l'accouchement se déclarent brusquement, et en deux heures et demie, la malade est délivrée : le fœtus est petit, mais vivant (il a vécu cinq jours) et ne présente aucun phénomène morbide.

Le lendemain, l'ictère persiste et il est étendu à toute la surface cutanée : l'intensité de la coloration n'est pas considérable. Il n'y a pas de fièvre : constipation depuis trois jours (eau de Sedlitz).

Dans la nuit du 31 octobre au 1er novembre, début des accidents nerveux : Insomnie et agitation extrême ; la malade parle constamment et cherche à se lever du lit. Les membres sont agités de mouvements convulsifs.

Le 1er au matin, les phénomènes d'agitation ont fait place à de l'abattement. État subcomateux dont on peut tirer momentanément la malade : réponses brèves saccadées, incohérentes. La suffusion ictérique a augmenté, le pouls est fréquent, la peau est chaude.

Le 2. La nuit a encore été agitée ; le matin, coma interrompu par des accès de convulsions toniques, occupant le cou et les membres supérieurs, et qui font place rapidement à de la résolution. La fièvre persiste, le pouls est à 96. La constipation continue : Il y a rétention d'urine ; le cathétérisme donne issue à un demi-litre d'urine ictérique ne contenant pas d'albumine. Au microscope pas de globules sanguins, mais quelques cellules épithéliales du rein, teintées par la bile et finement granuleuses. L'écoulement lochial est normal : la sécrétion lactée ne se fait point, aucune hémorrhagie.

Le 3. L'état de la malade s'est un peu aggravé. Le coma est complet, le facies abattu, conjonctives injectées. Narines pulvérulentes, la fièvre est toujours intense (pouls 96, peau sèche et brûlante). Pour la première fois, la malade a rendu un peu de sang par la bouche. Le soir, la fièvre est encore accrue d'intensité : pouls à 132.

Le 4. La nuit a été très-agitée ; par moment, délire faisant place au coma. Le matin, abattement extrême, résolution générale. La fièvre persiste ; peau sèche et brûlante, pouls à 162 ; 56 respirations ronflantes et stertoreuses. La teinte ictérique existe toujours, mais elle est d'une intensité moyenne. Injection des pommettes et du nez. Fuliginosités labiales et gingivales. Écoulement par les commissures buccales d'une sanie rougeâtre. Pas d'autre écoulement hémorrhagique, mais apparition à l'avant-bras d'une ecchymose, arrondie mesurant 2 centimètres de diamètre.

Le ventre n'est point météorisé ; les urines sont involontaires, toujours teintées par la bile ; pas de selles.

La malade succombe dans la soirée, après une agonie qui s'est prolongée tout le jour. L'écoulement sanguin a continué à se faire par la bouche pendant toute l'après-midi.

Autopsie, le 6. — A l'ouverture du corps, on constate l'absence de tout épanchement dans la cavité abdominale ; mais il existe, au niveau du mésentère, et aussi sous la séreuse de l'intestin, de nombreuses petites suffusions hémorrhagiques.

Utérus volumineux, non revenu sur lui-même, offrant à sa face interne et surtout sur le bas-fond, des caillots sanguins adhérents et d'odeur fétide ; le tissu de l'organe est mou et friable. Ovaires frappés d'apoplexie. Les plexus veineux sont parfaitement sains : point de thrombose.

Le foie est petit et d'une assez grande ténacité ; il ne se laisse point déprimer et conserve sa forme normale. Intégrité absolue du péritoine, qui est transparent et sous lequel on aperçoit un très-grand nombre de petites ecchymoses, les unes irrégulières, les autres arrondies, confluentes en quelques points, et notamment au bord droit et aux environs de la vésicule. Elles avoisinent des injections arborescentes superficielles qui paraissent appartenir aux veines sus-hépatiques. En plusieurs parties on trouve de véritables apoplexies, dans lesquelles le tissu est noir de jais, non ramolli, dans une étendue de 1 à 2 centimètres. Des foyers analogues sont disséminés dans l'intérieur du foie, et se montrent sur les coupes pratiquées dans toutes les directions.

Le tissu hépatique est d'un jaune brunâtre ; les deux substances ne sont pas distinctes. A l'examen microscopique, on constate une turgescence du réseau vasculaire, avec conservation d'un grand nombre de cellules hépatiques : mais la plupart renferment des gouttelettes graisseuses très-abondantes et aussi des pigments biliaires brunâtres qui donnent au tissu sa coloration morbide. Les noyaux sont encore visibles en certains points; les cellules sont en partie détruites, et le tissu hépatique est remplacé par un magma granuleux coloré par la bile. Le tissu conjonctif paraît un peu plus développé qu'à l'état normal. Ces diverses lésions sont le plus accentuées à la périphérie des lobules.

Les reins, de volume normal, sont le siége d'une injection très-marquée et uniforme dans les deux substances : quelques petits foyers apoplectiques occupent la substance corticale. Au microscope tuméfaction trouble de tous les épithéliums rénaux. Dans nombre de points, les cellules sont remplies de granulations graisseuses.

L'appareil digestif ne présente aucune particularité notable ; la rate est petite, parfaitement saine. Le cœur, d'un volume normal, est rempli de caillots fluides : au microscope, état granuleux très-accentué des fibres musculaires : les poumons fortement congestionnés ne sont le siége d'aucune apoplexie.

La pie-mère est généralement et uniformément injectée dans ses gros et ses petits vaisseaux. La substance grise semble particulièrement ramollie. La substance blanche et les centres sont de consistance normale. Aucun épanchement ventriculaire. Les muscles des membres et les psoas iliaques sont le siége d'une infiltration granuleuse très-remarquable.

SECONDE PARTIE

De l'ictère épidémique chez les femmes enceintes.

On avait noté de temps immémorial la recrudescence des ictères à certaines époques de l'année, surtout aux saisons susceptibles d'amener de brusques changements de température, comme le printemps et l'automne ; de là les noms d'ictère vernal, d'ictère automnal.

(Nous ne voulons pas parler ici de cette constitution bilieuse qui venait, pendant de certaines périodes, disait-on, compliquer toutes les maladies, mais des ictères vrais.)

Ce n'est pourtant que depuis peu d'années que l'on a noté spécialement l'ictère épidémique des femmes enceintes. Il ne faudrait pas croire, à l'exemple de quelques auteurs qui sans doute auront mal lu les descriptions faites sur ce sujet, qu'il s'agisse là d'une épidémie ou d'une endémie qui sévirait spécialement et uniquement sur les femmes enceintes. Voici ce qui se passe en réalité. Les femmes grosses, dans la région soumise à l'influence épidémique, sont atteintes au même titre que le reste de la population et souvent à à peu près dans la même proportion numérique. Seulement, chez elles, les accidents graves se montrent avec infiniment plus de fréquence. De plus, l'ictère, même le plus bénin, se fait remarquer par ce fait qu'il amène souvent l'avortement ou l'accouchement prématuré. Nous devons, pour ces phénomènes en apparence si étranges, recourir aux mêmes explications que dans les cas sporadiques, c'est-à-dire attribuer à la toxémie biliaire les couches précoces et les symptômes si fréquents de gravité à l'intoxication par acholie, favorisée par la steatose du foie et des reins presque physiologique dans l'état puerpéral.

Quant à la cause des épidémies elles-mêmes, elle nous est inconnue. On les a vues survenir dans les conditions climatériques les plus diverses ; pourtant le plus souvent elles ont coïncidé avec des changements brusques de température. Dans d'autres cas, le contagium, s'il existe, est-il absorbé par la peau, les poumons ou l'intestin ? Mystère.

La gravité de l'ictère épidémique en général a été fort exagérée ; elle est extrêmement variable, comme c'est du reste le caractère des épidémies, et l'on a eu le tort immense de vouloir généraliser trop tôt. Nous ne voulons pas anticiper du reste, et les faits se jugeront d'eux-mêmes à mesure que nous les exposerons.

Nous passons sous silence évidemment les épidémies de Greifswald (Mende), d'Essex (Brünning), de Chásdelay (Charden), etc., où l'on ne fait nulle mention des femmes enceintes.

Nous n'avons trouvé dans la science que quatre épidémies d'ictère où l'on ait noté spécialement l'influence de la grossesse. Ce sont :

1° l'épidémie de Lüdenscheid en 1794 ;

2° — Roubaix en 1852 ;

3° — Saint-Pierre en 1858 ;

4° — Limoges en 1859 ;

Nous allons les rapporter succinctement, et nous joindrons :

5° L'épidémie de Paris (1871-1872), dans laquelle nous exposerons les faits que nous avons observés.

1° *Epidémie de Lüdenscheid dans le margraviat, en 1794* (Dr Kerksig, J. d'Hufelaud, t. VII). — C'est la première fois que, dans une épidémie d'ictère, il soit fait mention de la grossesse comme circonstance aggravante de la maladie. En effet, tandis que 70 malades ordinaires ne donnent qu'un seul cas de mort, nous en voyons deux sur cinq femmes enceintes qui devinrent ictériques ; une troisième eut un avortement simple. Ecoutons plutôt le rapport de Kerksig. « Lüdenscheid est une petite ville du margraviat, située dans un pays montagneux, exposée à tous les vents. Au mois d'août, on y eut à subir des changements de temps continuels, pluie, vent, froid, chaud ; et dans la ville seule, soixante-dix personnes furent en peu de temps atteintes de la jaunisse. Les enfants furent complétement épargnés. Du reste la maladie ne fut que rarement mortelle. Sur environ soixante-dix malades, il ne mourut qu'un homme (et encore, dit l'auteur, ce fut par le traitement maladroit d'un charlatan), et deux femmes qui avortèrent pendant la jaunisse. Elles étaient parmi les personnes qui n'avaient aucune autre maladie et devaient guérir facilement. Mais chez l'une la constipation et l'obstruction des organes abdominaux exigèrent de forts purgatifs. Cet état est plus dangereux pour les femmes enceintes, car c'est pour elles une cause d'avortement. Cinq femmes enceintes furent prises de jaunisse pendant l'épidémie ; deux d'entre elles parvinrent néanmoins à leur terme ; trois avortèrent, dont l'une était déjà guérie ; les deux autres se trouvaient à deux jours d'un accouchement prématuré passable, et la couleur de la peau s'était à peu près effacée. Cependant, au commencement du troisième jour, survint de la fièvre, bientôt aussi du délire, de la stupeur, de l'assoupissement, et la mort arriva pour l'une le quatrième, pour l'autre le cinquième jour. »

2° *Epidémie de Roubaix en* 1852 (Dr Carpentier, *Revue méd. chir.*, 1854). — Le Dr Carpentier a vu, dans l'année 1852, à Roubaix, une petite épidémie généralement bénigne, puisque la guérison survenait dans les deux septénaires. Mais il a été frappé de ce fait que toutes les femmes qui accouchaient pendant l'ictère sont mortes un ou deux jours après, au milieu de phénomènes adynamiques. Sur onze observations recueillies, il en rapporte quatre dans lesquelles la mort suivit de près un accouchement prématuré à sept et à huit mois.

L'auteur, après cela, émet l'opinion singulière que l'ictère n'était pour rien par lui-même dans cette issue fatale, et qu'il faut tout attribuer à une cause première et mystérieuse qui, en amenant la jaunisse, a porté du même coup une perturbation profonde et mortelle dans tout le système nerveux. Je me demande vraiment en quoi cette supposition pourrait nous éclairer sur la gravité exceptionnelle de l'ictère dans les cas précités.

3° *Epidémie de Saint-Pierre de la Martinique en* 1858 (Douillé, Th. Montp., 61 ; Saint-Vel, *Gaz. hôp.*, 62). — Cette épidémie, qui survint sans changement appréciable dans les conditions climatériques, se montra à Saint-Pierre en avril 1858 ; de là elle se répandit à Port-de-France et enfin, au mois d'octobre de la même année, dans l'intérieur des terres et sur les îles circonvoisines.

Ce n'était pas la fièvre jaune, car elle venait de s'éteindre, et les médecins des pays chauds savent bien distinguer l'ictéricie, c'est-à-dire la teinte jaunâtre, propre aux fièvres de ces contrées, de la véritable coloration ictérique. Du reste, l'ictère vrai, contrairement à la fièvre jaune, atteint aussi bien les créoles que les étrangers (Douillé).

Sur les 600 hommes de la garnison, 42 furent atteints par la maladie qui fut bénigne ; deux artilleurs seuls présentèrent quelques symptômes graves qui cédèrent à un traitement énergique.

La population civile également paya son tribu à l'épidémie. Chez les hommes, bénignité constante, bien que, chose remarquable, ils aient été atteints plus souvent que les femmes et dans la proportion de 5/1. La mort ne frappa que le sexe féminin ; l'on compta dans l'espace de soixante jours jusqu'à vingt décès, et dans ce nombre se trouvaient dix-huit femmes enceintes et d'une période variant de cinq à sept mois. Chez elles, sauf dans deux cas, l'avortement précéda toujours le coma final ; deux enfants seulement vinrent au monde vivants : l'un d'eux, à six mois, qui succomba peu d'heures après, l'autre, à sept, qui put survivre.

Les chiffres de Saint-Vel sont un peu moins effrayants. Il note bien aussi vingt cas de mort survenus chez des femmes grosses ; mais il en connaît dix autres où l'ictère, venant compliquer la grossesse, n'amena ni la mort ni même l'avortement. Il nous apprend encore que la réplétion de l'utérus n'était pas la seule circonstance aggravante du mal, puisqu'à sa connaissance quatre femmes avaient succombé qui n'étaient pas enceintes. Remarquons en outre, pour amoindrir le sombre du tableau que ces médecins voyaient dans les hôpitaux militaires tous les cas, même les plus bénins qui survenaient chez leurs hommes, et pouvaient les traiter dès le début ; au contraire, dans la population civile, fort peu soigneuse des colonies, chez qui la teinte jaune doit causer peu de frayeur, ils n'étaient appelés que dans les cas graves et à une période où le traitement devient impuissant.

Quoi qu'il en soit, le récit qui précède nous montre à Saint-Pierre les femmes moins fréquemment, il est vrai, mais aussi plus gravement atteintes que les hommes, et cela surtout dans la période de gestation. Ce fatal privilége de la femme enceinte s'explique peut-être, pour Douillé, par ce fait que la nutrition du fœtus nécessite une plus ample dépense de forces de la mère et rend ainsi plus rapides les progrès de la maladie. Cette explication pourrait paraître assez plausible, surtout si nous la rapprochons de cette notion que nous donnent les vétérinaires, à savoir que l'ictère grave est extrêmement fréquent chez les chiens de chasse surmenés, c'est-à-dire en somme empoisonnés par les déchets qui se produisent en trop grande quantité à la fois, et que les émonctoires à circulation déjà troublée ne peuvent suffire à éliminer.

Voyons la marche suivie par l'ictère; au début, chez toutes les malheureuses qui ont succombé, il était d'apparence bénigne comme chez l'homme; rien de noté du côté du foie; pouls normal ou peu ralenti. Puis, après un laps de temps variant de cinq à quinze jours, explosion subite des accidents graves : avortement, accélération du pouls et coma. Ce phénomène final suivait la fausse couche ou la précédait de quelques heures; une fois, il survint trois jours après. Il n'y eut de métrorrhagie que dans un cas et après la délivrance.

Quant à la cause de cette épidémie, pour les auteurs qui l'ont observée comme pour nous, elle reste un problème. Car, dire avec Saint-Vel qu'elle semblait emprunter quelque chose au génie pernicieux qui influe sur la pathologie tout entière dans les régions inter-tropicales, n'est-ce pas faire aveu complet d'impuissance?

En tout cas, d'après sa marche, elle ne paraît pas devoir être attribuée à une influence tellurique. Du reste, suivant la remarque de Douillé, dans les communes, où la présence des marais rend endémiques les fièvres intermittentes, l'ictère semblait ne plus former une entité morbide, mais alors il venait comme complication et leur donnait un caractère malin. On trouve rarement d'exemple aussi net des constitutions bilieuses de Stoll, en même temps surtout qu'une épidémie d'ictère.

4° Épidémie de Limoges en 1859 (D' Bardinet, *Bull. Acad. méd.*, 1863).

L'épidémie de Limoges, rapportée par Bardinet, a comme les précédentes frappé indistinctement toute la population. Le narrateur ne nous dit pas au juste quelle gravité elle a présentée en général, mais seulement que cette gravité a été exceptionnelle chez la femme enceinte.

Il rapporte treize cas de ce genre qu'il divise en trois catégories.

1° *Ictère bénin.* — Cinq cas dans lesquels la grossesse a continué son cours et s'est terminée pur un accouchement heureux.

2° *Ictère abortif.* — C'est là pour l'auteur comme un premier degré de malignité. Cinq cas encore dans lesquels la jaunisse a produit l'avortement ou l'accouchement prématuré sans autres suites fâcheuses.

3° *Ictère malin.* — Trois cas où la mort est survenue au milieu d'accidents ataxiques et comateux; dans l'un d'eux, la mort est arrivée avant la fausse couche.

Toutes ces femmes, les unes primipares, les autres multipares, âgées, en général, de 20 à 30 ans (sauf une de 37 ans), et jouissant auparavant d'une bonne santé, furent prises d'ictère vers la fin du sixième mois le plus souvent (7 fois sur 13); plus tard, dans quelques cas, même un jour après l'accouchement, jamais dans les cinq premiers mois.

Tous ces cas, simples ou graves, se sont présentés au commencement comme une simple indisposition; les accidents abortifs arrivaient huit ou quinze jours après le début de l'ictère, un peu plus tôt s'il devait survenir une ataxie mortelle; les phénomènes graves ont deux fois précédé la parturition, l'ont suivie une fois. Deux fois seulement, il y eut une métrorrhagie accompagnant la délivrance, jamais d'autre hémorrhagie propre à l'ictère grave. Aucun des enfants n'offrit de teinte ictérique; il y eut parmi eux six morts contre sept survies.

M. Bardinet ne put faire aucune autopsie; il est donc muet au sujet de l'anatomie pathologique.

La cause de cette gravité extrême de l'ictère de la grossesse est pour lui inconnue, et il ne cherche point à la pénétrer.

Quant aux indications thérapeutiques qui sont posées dans son travail, il en sera fait mention plus tard.

5° *Epidémie de Paris* (1871-72). —Vers la fin de l'année 1871, l'on vit survenir, tant à Paris que dans les environs d'assez nombreux cas d'ictère.

L'attention des médecins fut, il faut le dire, peu éveillée sur ce sujet, à cause de la bénignité extrême de l'affection. Pourtant les premiers faits consignés dans cette thèse, lus à la Société médicale des hôpitaux par M. Hervieux, y ont fait le sujet d'une discussion. Les cas graves ne parurent pas plus fréquents que de coutume, tant dans les hôpitaux qu'à la ville. Notons seulement qu'un malade de M. Jaccoud mourut dans ces derniers temps d'un ictère de ce genre, lequel, après quinze jours de bénignité, passa subitement au tragique, et à l'autopsie se caractérisa par les lésions de l'angiocholite suppurée et de l'hépatite diffuse.

Dans l'espace de moins de deux mois, huit cas de jaunisse, chez des femmes en état de puerpéralité, se présentèrent à la Maternité, dans le service de M. Hervieux, où je remplissais les fonctions d'interne, tandis que, pendant le reste de l'année, nous n'avions vu aucun fait de ce genre. Du reste, je dois le dire, je ne fus pas moins surpris de la fréquence subite de ces cas que de leur bénignité excessive, si opposée à l'opinion de certains auteurs. Nous pûmes faire des observations analogues dans le personnel, tant masculin que féminin, de l'établissement, ainsi qu'à l'infirmerie des élèves sage-femmes.

La même chose se passait à l'hôpital des Cliniques, dans le service de M. Depaul; là pourtant, on vit un cas d'ictère grave.

Depuis le mois de janvier, l'épidémie d'ictère catarrhal se trouve certainement en décroissance. Aussi pourrait-on contester la légitimité du rapprochement, ou plutôt de l'assimilation que nous ferons de nos derniers cas, observés depuis lors dans divers services, avec les premiers qui sont liés d'une façon bien plus évidente à l'épidémie. Nous persistons néanmoins dans notre manière de voir, parce que, d'abord, une limite fixe est bien difficile à établir, et que, d'autre part, la marche similaire de nos deux groupes nous y autorise.

J'ai réuni ainsi 16 observations que je vais rapporter le plus succinctement possible, et tout d'abord, afin de pouvoir justifier les conclusions que je croirai pouvoir en tirer.

OBS. I (bis). — Ictère catarrhal simple chez une femme enceinte de huit mois. — Guérison.

Femme Caston, âgée de 22 ans, mariée multipare (3ᵉ grossesse), enceinte de 8 mois environ.

26 octobre. Prise d'ictère depuis la veille elle passe du dortoir de la Maternité à la salle Sainte-Claire n° 6, service de M. Hervieux.

Point de maladies antérieures. Toux et crachements de sang au début de sa grossesse, pas de signes évidents de tuberculose.

Appétit diminué depuis quinze jours ; constipation marquée. Depuis deux jours maux de cœur et diarrhée. Purgatif.

Le 27. Ictère plus intense que la veille, langue saburrale. Douleurs abdominales sans point de côté à droite. Foie nullement augmenté de volume. Urines rouge orangé. Pouls et température normales.

Le 30. Retour de l'appétit. Décroissance de l'ictère jusqu'au 19 novembre, jour où la malade retourne à la salle des femmes grosses.

L'accouchement se fit à son terme et très-naturellement.

OBS. II. — Ictère catarrhal simple chez une femme enceinte de huit mois. — Accouchement prématuré. — Guérison.

E. Hirsch, primipare, enceinte de huit mois, entre à la Maternité, salle Sainte-Claire le 14 octobre, pour un ictère survenu la veille. Depuis quelques jours déjà, urines épaisses et verdâtres, constipation, anorexie.

Cinq jours après, sans autres troubles, l'appétit renaissant déjà elle est prise de douleurs et accouche prématurément d'une fille vivante, délivrance naturelle.

Le 20. Elle entre après son accouchement au n° 10 de l'infirmerie. Coloration jaune citron des téguments, urines bilieuses se colorant en vert par l'acide nitrique et donnant la belle réaction de Pettenkofer, albuminurie, rétention des matières fécales. On donne un purgatif.

Le 22. Douleurs abdominales générales, nullement limitées à la région du foie. T. 39 3/5 : P. 100 Trait.: ipéca, ventouses scarifiées.

Le 24. Douleurs s'accusant surtout dans l'hypochondre droit: volume du foie normal T. 40 3|5. P. 120.

Le 25. Foie toujours douloureux, absence d'appétit. Aucun trouble nerveux malgré les craintes inspirées par la fièvre. T. 39 2|5. P. 90.

Le 26. Douleurs apaisées, retour à la santé. T. 38 1|5. P. 80.

L'amélioration continue les jours suivants et la malade sort peu de temps après presque blanchie.

OBS. III. — Ictère catarrhal chez une femme grosse de près de neuf mois. Accouchement naturel à peu près à terme. — Guérison.

J. Moucurier, fleuriste, âgée de 29 ans, grosse pour la septième fois, à peu près à terme, entre chez M. Hervieux, salle Sainte-Claire, au début d'une jaunisse le 7 novembre. Pas de douleurs au niveau du foie, constipation et anorexie depuis quelques jours.

Santé habituellement bonne, fausse couche antérieure à 26 ans, vers trois mois et demi à la suite d'une chute.

Le 12. La malade, sans être autrement indisposée, est prise de douleurs et accouche d'une fille très-vivace et à terme.

Le 13. Elle passe salle Sainte-Marthe n° 5. Son ictère est peu marqué du reste et en voie de décroissance, urines verdissant à peine, appétit vorace malgré sa constipation opiniâtre.

Le 15. Débâcle après un purgatif de matières dures et en partie décolorées. Bon état persistant, pas de douleur au foie. P. 76 ; t. 38_0 donc, ni fièvre, ni ralentissement du pouls.

Le 21. Peu de jours après la malade sort presque complétement décolorée.

OBS. IV. — Ictère catarrhal simple survenu quatre jours après un accouchement Guérison.

La nommée Blocteur, âgée de 24 ans, célibataire, domestique, accouche pour la

seconde fois le 11 novembre d'une fille vivante et à terme ; tout se passe naturellement.

15 novembre. Quatre jours après ses couches, elle est prise de douleurs au côté
droit et d'ictère pour lequel elle entre le soir salle Sainte-Marthe, n° 8 ; rétention
des matières fécales qui cède à un lavement purgatif, puis diarrhée jaunâtre.

Le 16. Peau safranée ; urines caractéristiques, douleurs au foie et dans les fosses
iliaques, difficulté d'uriner qui nécessite le cathétérisme. Ipéca, ventouses scarifiées.

Le 17. Le traitement a diminué les douleurs, ni éruption ni démangeaison à la
peau dont la coloration reste toujours intense, appétit revenu.

Le 22. La difficulté d'uriner revient, disparition totale des douleurs malgré la
persistance de l'ictère ; le foie ne déborde pas.

Le 30. Cette femme sort très-améliorée, les selles sont un peu colorées. Urines
encore ictériques à la simple vue, mais ne se colorant guère plus par l'acide
nitrique.

OBS. V. — Ictère catarrhal pendant une grossesse de six mois ; avortement.
Guérison.

La fille Val, couturière, multipare, âgée de trente-six ans, et grosse de six mois
et demi, arrive en douleurs à la Maternité le 10 novembre et accouche dans
journée d'un garçon vivant qui meurt peu après, délivrance naturelle.

Le jour même, elle entre à l'infirmerie pour cause d'ictère.

Cette femme a déjà mené deux grossesses à bon terme ; elle a fait aussi un avo-
tement à six mois, mais après des fatigues excessives qui n'ont point existé cet
fois ; depuis deux mois œdème des membres inférieurs et ascite qui persisten
encore. Vers le 20 octobre sans cause connue, elle se mit à jaunir, dit elle, après
quelques jours de manque d'appétit et des douleurs vagues au côté droit. Sauf cela
elle allait assez bien lorsqu'elle fut prise de douleurs.

Elle n'est plus du reste à son entrée que modérément jaune, mais paraît profondément débilitée. Urines verdissant faiblement par l'acide nitrique et dépourvues
d'albumine.

Dans la soirée, métrorrhagie assez forte que je ne puis arrêter par le froid mais
qui cède à l'ergot.

11 novembre. Le lendemain, la malade qui est très-faible, demande à manger.
Peau et muqueuses faiblement ictériques ; pas de douleurs au foie qui possède ses
dimensions normales. T. 38,5. P. 80.

Le 19. Cette femme qui a repris peu à peu des forces, sort sur sa demande très améliorée, malgré sa diarrhée de la veille. Les selles sont redevenues normalement colorées, et la jaunisse est à peu près effacée.

Obs. VI. — Ictère catarrhal simple survenant quatre jours après un accouchement naturel. — Guérison.

La fille Guinier, domestique, entrée à la Maternité le 29 novembre, accouche naturellement et à terme d'un garçon du terme de 9 mois le 6 décembre.

7 décembre. Le lendemain, elle passe à l'infirmerie pour quelques douleurs rhumatoïdes.

Le 8. Cette femme très-gaie, très-bien constituée, sans maladie antérieure, réclame impérieusement de la nourriture.

Le 10. Avant la visite, je m'aperçois que les sclérotiques sont jaunâtres, de même que la partie interne des ailes du nez ; pas d'autre signe morbide que de la constipation, et l'appétit légèrement diminué, urines très-colorées.

Le 11. La teinte ictérique a progressé. Lait jaunâtre : son enfant qui la tète n'en paraît nullement incommodé. Pouls et températures normales. Pas d'insomnie.

Le 15. La jaunisse disparaît peu à peu et la malade sort bientôt complétement guérie.

Obs. VII. — Ictère catarrhal chez une femme grosse de huit mois ; accouchement prématuré. — Guérison.

Pincement, domestique, célibataire, accouche pour la première fois à la Maternité d'un garçon vivant du terme de 8 mois 1|2 à peine : délivrance rapide. Le jour même, l'aide sage-femme la fait passer en médecine, service de M. Hervieux, avec la mention ictère.

28 novembre. A son arrivée en effet, je constate que les sclérotiques, la peau et les muqueuses sont d'un beau jaune-citron. Urines acajou, épaisses, non albumineuses, donnant la réaction biliverdique mais pas celle des acides copulés. Foie à peine douloureux à la pression, ni augmenté ni diminué de volume. Etat général satisfaisant du reste. P. 60.

La malade rapporte qu'elle est dans cet état depuis cinq jours, et que auparavant elle aurait éprouvé du dégoût pour les aliments, des nausées, avec une constipation opiniâtre. Elle indique très-nettement des douleurs spontanées et assez vives dans l'hypochondre droit vers la même époque. Pas de coliques hépatiques antérieures.

Les jours suivants, persistance des mêmes symptômes bénins.

1er décembre. La peau paraît moins colorée, sécrétion lactée jaunâtre ; l'urine qui est ictérique à la vue ne réagit plus par l'acide nitrique. Les selles ramenées par des purgatifs salins perdent leur aspect terre glaise.

Le 2. Les urines à mon grand étonnement présentent ce matin les diverses colorations de la matière colorante de la bile, après avoir été éprouvées par le réactif nitrique dans les mêmes conditions que hier. Pas de nouvelles douleurs à la région du foie. Appétit revenu.

Le 3. L'urine très-rouge ne contient plus de biliverdine. La malade améliorée est prise de démangeaisons vives à la peau et d'éruption miliaire. Insomnie à laquelle on remédie au moyen d'un chloral.

Tous ces phénomènes disparaissent. Sortie après guérison le 7 décembre.

OBS. VIII. — Ictère catarrhal chez une femme enceinte de sept mois et demi ; accouchement prématuré. — Guérison.

Patte, âgée de 34 ans, dame de compagnie, célibataire, multipare, enceinte de huit mois environ, entre à la Maternité le 1er décembre et accouche dans la journée d'un enfant vivant mais très-faible, délivrance naturelle.

Déjà en 1866 accouchement prématuré sans cause connue d'une fille qui mourut à trois mois. Cette fois, elle est ictérique et elle passe en médecine.

1er décembre. A la contre-visite du soir, je constate une jaunisse généralisée assez intense et de l'œdème aux membres inférieurs.

Cet ictère date de trois semaines environ et est attribué par la malade à une émotion vive. Au début, elle éprouva des douleurs épigastriques et des sensations de brûlure avec renvois acides, constipation très-marquée, urines chargées et jaunâtres. Un médecin de la ville ordonne : eau de Sedlitz, sirop de salsepareille et chaque jour un verre d'eau de Pullna. Les selles demeurent rares et argileuses. Peu après, ses jambes se mirent à gonfler.

Les urines examinées à la salle verdissent par le réactif nitrique ; pas d'albumine. Foie déborde côtes d'un travers de doigt, nullement douloureux à la pression.

Le 2. Persistance du même état. T. 38°, P. 64.

Le 5. Toujours rien d'alarmant. On ne croirait pas cette femme malade, n'était la coloration des téguments qui pourtant pâlissent. Urines et selles redevenues à peu près normales ; la constipation nécessite souvent des purgatifs.

Le 10. La malade sort guérie, la peau à peu près normale.

OBS. IX. — (Communiquée par M. Budin.) Ictère grave coïncidant avec un accouchement à terme. — Mort.

La nommée Laurin, domestique, âgée de 25 ans, entre à la Maternité le 11 janvier 1872, non loin de son terme. Premier enfant venu à sept mois et demi pendant une variole de la mère; le second vint à terme. Au début de cette troisième grossesse, nausées fréquentes. Durant les deux derniers mois constipation constante: œdème modéré des membres inférieurs.

Constitution bonne du reste et état de santé assez satisfaisant. Les premières douleurs apparaissent le 17 à 8 heures du soir.

Le 18 janvier. Le lendemain 18, elle accouche sans accidents d'un garçon de poids de 3,220 grammes, la délivrance se fit naturellement. Dans cette même journée, comme l'on remarqua la teinte jaunâtre de son facies, on la fit passer en médecine chez M. Hervieux.

Le 19. Le matin à la visite, teinte ictérique jaune clair assez prononcée, frissons la nuit précédente, peau chaude. P. 120. Urines brunâtres donnant les réactions caractéristiques, douleurs abdominales assez vives, surtout du côté gauche. Trait.: ipéca, ventouses scarifiées. La malade n'accuse ni refroidissement ni émotion morale qui aurait précédé ses couches.

Le soir. P. 108. Douleurs abdominales moins vives.

Le 20. Ictère beaucoup plus intense, coloration jaune-brun répandue sur toute la surface du corps. Facies rouge, animé, yeux brillants, air calme et presque béat. P. 100; délire tranquille la nuit précédente; une fois seulement, poussée par le cauchemar, elle voulut se lever. Continuation du délire; questionnée, la malade répond ne pas souffrir. Mais, si l'on presse sur l'hypochondre droit ou la région hypogastrique on constate qu'elle éprouve de la douleur. Le foie d'après la percussion accuse un volume normal; nausées sans vomissement; point d'hémorrhagie.

Le soir. P. 104. Paroles incohérentes et prostration. Respiration inégale.

Le 21. La nuit, délire plus violent, mais de peu de durée qui nécessite la camisole. Coma complet le matin. P. 108. Injection par les fosses nasales d'une solution sucrée de tartre stibié.

Le 22. Le coma persiste toujours. La malade succombe à 1 heure 30 du soir.

Autopsie. — Coloration jaunâtre de tout le corps. Pas de traces d'hémorrhagie sous-cutanée. Les organes abdominaux présentent une teinte jaune claire assez intense. Le foie est mou, à surface ni flasque ni ridée; son volume (25 cent. dans sa plus grande longueur, 16 dans sa plus grande largeur) n'est pas notablement diminué. La vésicule biliaire renferme très-peu de liquide. Pas de congestion sanguine. Sa coupe présente une coloration jaune assez prononcée, mais irrégulière, et beaucoup plus intense par places. Rate normale. Quant aux reins, substance corticale blanc jaunâtre et paraissant avoir subi la dégénérescence graisseuse.

Estomac, intestins grêle et gros n'offrant pas trace d'hémorrhagie.

Utérus tel qu'on le trouve normalement trois jours après l'accouchement.

Poumons sains, à base modérément congestionnée.

Sérosité jaunâtre peu abondante dans les plèvres et le péricarde.

Cœur assez volumineux, sans lésions valvulaires. Hémorrhagies ponctiformes et en petites plaques sous l'endocarde, de même que sous le feuillet viscéral du péricarde ; rien dans le myocarde.

Quelques extravasats sanguins la plupart ponctiformes, à la surface du diaphragme.

Obs. X. — Ictère catarrhal compliquant une grossesse de quatre mois ; avortement. — Guérison.

J. Michaud, âgée de 23 ans, domestique, enceinte de quatre mois environ, entre à la Charité, service de M. Blachez, le 26 février 1872. Cette femme, il y a cinq ans, mena à terme une première grossesse qui lui donna une fille, aujourd'hui encore bien portante. Rien de notable dans ses antécédents. Elle accuse seulement, chose peu extraordinaire, des chagrins d'amour pendant sa grossesse. C'est à la suite de cela, dit-elle, qu'il y a huit jours elle éprouva des nausées avec perte d'appétit et douleurs dans le bas-ventre et l'hypochondre droit ; bientôt après elle s'aperçut du début d'une jaunisse.

A son entrée, elle présente les signes de l'ictère bénin catarrhal. Le foie déborde légèrement les côtes et est un peu douloureux à la pression, pas de fièvre. L'appétit du reste est revenu, et elle n'est tourmentée que par sa constipation.

Depuis, tous les deux ou trois jours, elle éprouve des coliques comme pour accoucher, et de temps à autre elle perd du sang.

19 mars, elle perd de l'eau.

Le 22 enfin, elle avorte d'une petite fille du terme de quatre mois environ, morte, mais non macérée.

Le placenta par malheur ne put être examiné, ayant été jeté de suite.

A la suite, la malade va bien, quant à l'ictère, qui diminue peu à peu. Mais des frissons fréquemment répétés et des douleurs fort vives dans les fosses iliaques font craindre des accidents du côté de la cavité abdominale.

L'utérus pourtant se rétracte convenablement. Pas d'hémorrhagie du reste après l'accouchement.

Enfin, ces symptômes alarmants se dissipent, et la malade ne tarde pas à sortir complétement guérie.

Obs. XI. — Ictère catarrhal à la fin du cinquième mois d'une grossesse. — Guérison.

La femme Spingler, Bavaroise, âgée de 24 ans, entre dans le service de M. Gallard à la Pitié pour un ictère simple. Cette femme, qui paraît bien conformée et de constitution robuste, est enceinte pour la cinquième fois, et le volume de son ventre annonce une grossesse de cinq mois.

Chose à remarquer, ses deux premières grossesses se sont terminées sans cause connue par des avortements au troisième et au cinquième mois. Puis, elle a mené à bon terme une troisième gestation qui lui donna une petite fille vivant encore. L'an dernier enfin, elle fit une fausse couche de deux mois.

La malade présente les signes classiques de l'ictère dit essentiel : peau, urine, pouls caractéristiques. Foie de volume normal, à peine douloureux à la pression. Sa santé a toujours été bonne, sauf les accidents notés plus haut. Seulement, il y a trois ou quatre jours, elle se mit à éprouver de grands maux de tête, une lassitude générale, quelques nausées sans vomissements et des douleurs vives à l'épigastre. A la constipation qui existait alors succédèrent des évacuations diarrhéiques abondantes et décolorées. Enfin, la veille de son entrée, elle remarqua la teinte acajou de ses urines. Ici, des symptômes assez nets sembleraient devoir faire admettre l'inflammation gastro-duodénale de Broussais, laquelle se serait ensuite propagée aux canaux biliaires, si on ne pouvait aussi bien les mettre sur le compte de troubles sympathiques accompagnant une angiocholite primitive.

Quoi qu'il en soit, au bout de peu de jours, sous l'influence de l'eau de Vichy, les symptômes s'amendent, les selles redeviennent colorées, et enfin la peau tend à reprendre sa teinte normale. Et enfin, la malade retourne chez elle guérie et presque blanche, sans avoir éprouvé la moindre contraction utérine.

Obs. XII. — Ictère chez une femme grosse de sept mois et affectée de syphilis tertiaire; accouchement prématuré. — Guérison.

La nommée Bourgogne, célibataire, âgée de 34 ans, entre salle Sainte-Anne, n° 8, à la Charité, dans le service de M. le prof. G. Sée.

Les dernières règles, qui datent de la fin de juin, et le développement de son ventre indiquent une grossesse d'environ sept mois. Cette femme, qui est enceinte pour la seconde fois, a éprouvé déjà un avortement à quatre mois et demi à la suite de fatigues excessives. Ses antécédents seraient excellents et dépourvus de toute affection s'il fallait l'en croire. Mais nous verrons tout à l'heure quelle foi il faut accorder à son dire.

Elle s'est bien portée durant sa grossesse. Seulement, il y a dix jours, sans cause indiquée, elle fut prise de doulours de tête, et de reins très-fortes, de nausées suivies de vomissements, et le lendemain elle s'aperçut qu'elle jaunissait. Constipation d'abord et ensuite diarrhée.

6 février 1872, jour de son entrée à l'hôpital, elle présente les symptômes de l'ictère simple : peau et muqueuses colorées en jaune-citron; urines caractéristiques. Foie de demensions normales, point ou peu douloureux à la pression. Peau nullement chaude. P. 70. Trait.: eau de Vichy.

Le jeudi suivant, sans autre cause connue que son ictère, elle est prise de douleurs et accouche d'une petite fille vivante, nullement ictérique, du terme de sept mois, et qui meurt cinq jours après.

Les suites de couches se passent bien, si ce n'est que les lochies sont jaunâtres et peu abondantes. Mais l'ictère paraît plutôt augmenté que diminué; la sécrétion lactée s'établit bien, mais tache en jaune. De plus, le foie devient un peu douloureux à la pression.

Insomnie légère, absence de démangeaisons à la peau. Temp. normale. P. 60.

C'est alors que l'on s'aperçoit que la malade porte sur la face postérieure du cubitus et du péroné des tumeurs gommeuses syphilitiques en période de croissance ; ce qui porte à penser que peut-être la même lésion dans le foie a comprimé les canaux excréteurs de la bile et cause ainsi l'ictère.

La malade, interrogée, nie du reste, comme c'est l'habitude, tout antécédent syphilitique. Quoi qu'il en soit, que l'ictère soit dû à cette cause ou à l'influence épidémique qui règne alors dans Paris, l'on traite la malade d'une façon mixte par l'eau de Vichy et l'iodure de potassium.

Ce traitement réussit et au 1er mars lorsque je revois la malade sa teinte jaunâtre a considérablement diminué ; il reste encore quelques douleurs à la pression au bord inférieur du foie. Elle sort complétement guérie au bout de peu de temps.

OBS. XIII. — (Communiquée par M. Chantreuil, chef de clinique.) Ictère chez une femme enceinte de six mois; avortement. — Guérison.

J. Benoît entre le 17 novembre 1871 à la Clinique, service de M. Depaul, n° 30. Elle est âgée de 26 ans, a déjà eu six enfants.

Il y a douze jours, elle eut une discussion violente avec son mari. Le surlendemain l'ictère apparaît. Point de douleur au niveau de l'hypochondre droit, pas de constipation : urine ictérique.

L'utérus est à quatre travers du doigt au-dessus de l'ombilic. On entend les battements du cœur du fœtus. Seulement il remue moins depuis un ou deux jours.

Le soir à six heures, on trouve le col effacé, l'orifice dilaté comme une pièce de 5 francs, les membranes bombent. L'accouchement se termine naturellement le 18 à cinq heures du matin. L'enfant est vivant, du poids de 1,000 grammes, il est violacé, sans teinte ictérique.

La mère éprouve un frisson avant et après l'avortement. Le ventre est un peu douloureux dans l'hypochondre gauche. La teinte jaune est plus prononcée que les autres jours. P. 124. Le placenta ne présente aucune altération pouvant expliquer l'avortement, ni dégénérescence fibro-graisseuse, ni apoplexies placentaires.

La face fœtale du placenta est jaune ainsi que les membranes ; la face utérine a une teinte rouge spéciale, un peu jaunâtre.

20 novembre. La malade va bien, la teinte ictérique persiste toujours.

Le 25. Rien de particulier ; car la malade se rétablit sans accidents. La teinte ictérique a sensiblement diminué.

Obs. XIV. — (Communiquée par M. Chantreuil.) Ictère chez une femme grosse de sept mois; accouchement prématuré. Guérison.

La nommée Hanot (Marie), entre chez M. Depaul, à la Clinique, le 5 novembre, a déjà fait un avortement à deux mois.

Huit jours auparavant, cette femme éprouvait des malaises, de l'anorexie, des frissons et la fièvre. Il y eut des douleurs au niveau de la région épigastrique, puis des nausées, des vomissements bilieux, constipation. L'ictère survint quatre jours seulement avant les premières douleurs pour accoucher.

Celles-ci se firent sentir le 6 novembre, à 1 heure du matin. Accouchement naturel. Enfant vivant et pesant 1,810 grammes. Pas de perte anormale.

9 novembre. La femme va bien, pas de phénomènes nerveux, pas de coma, pas de sensibilité dans la région hépatique, le foie possède son volume normal.

Le 11. Elle va toujours bien et commence à manger.

Le 17. La teinte ictérique persiste encore ; mais la malade est en bon état et se lève.

Obs. XV. — (Communiquée par M. Chantreuil. Notice sur la lésion du foie due au Dr Hayem.) Ictère grave chez une femme enceinte de huit mois et demi. Accouchement prématuré. Mort.

La nommée M. Limbard, primipare, entre à la Clinique, dans le service de M. le professeur Depaul, le 16 octobre.

Pendant sa grossesse, cette femme a eu des syncopes. Il y a quinze jours qu'elle devint jaune, dit-elle, ou du moins on le lui a dit à cette époque. Elle n'en connaît pas la cause. Il y a un mois cependant, elle eut une frayeur. Elle n'accuse aucun symptôme marqué, si ce n'est une inappétence complète; elle eut aussi des crampes d'estomac. Constipation depuis quinze jours.

Les premières douleurs ont apparu le 15, à onze heures du soir. Accouchement naturel. Enfant vivant et pesant 2100 grammes.

17 octobre. Pouls à 80, petit, dépressible. La teinte jaune envahit toutes les muqueuses et la peau. Vers trois heures du soir, hémorrhagie utérine abondante. On prescrit du seigle ergoté qu'elle vomit.

Le 18. Prostration très-marquée, décubitus dorsal, constipation persistante, urines jaunes et épaisses. Utérus à deux travers de doigt au-dessous de l'ombilic, contracturé et sensible. Région de l'hypochondre droit très-sensible aussi, mais le foie n'est pas augmenté de volume; la matité ne commence qu'à deux travers de doigt au-dessus de la dernière fausse côte.

Le 19. Pouls à 92. Utérus dur et très-sensible, teinte jaune persistante. La malade est un peu réveillée.

Le 20. Pouls à 104, très-petit. La malade est dans la somnolence. Région abdominale très-sensible dans toute son étendue, un peu d'ictère au niveau des malléoles.

Le 21. Frisson avec claquement des dents et tremblement des membres vers 10 heures du matin. La malade meurt dans la soirée.

Autopsie trente-six heures après la mort. Teinte générale ictérique jaune-clair intense. Ventre très-ballonné.

A l'ouverture de l'abdomen, intestins distendus et faisant une saillie considérable. Péritoine enflammé; capillarisation développée en certains points. Liquide purulent dans les parties déclives, mais pas en grande abondance. Quelques fausses membranes d'un blanc jaunâtre flottent dans le liquide; d'autres adhèrent à la surface.

Le diaphragme est refoulé, le foie complétement caché sous les fausses côtes. Il paraît donc au premier abord considérablement diminué de volume. Il a 24 cent. dans sa plus grande largeur. Couleur jaune claire, pas de congestion sanguine apparente; la trame hépatique est plus jaune dans son ensemble.

Voici le résultat de l'examen microscopique fait par le Dr Hayem. Aspect lobulaire sur les coupes moins net qu'à l'état normal; congestion vasculaire assez intense disséminée par places. Le volume des cellules hépatiques présente au microscope une grande irrégularité; un assez grand nombre d'entre elles sont manifestement atrophiées par dégénérescence granulo-graisseuse. Dans quelques endroits le tissu interstitiel est un peu épaissi et contient des amas de petits éléments cellulaires.

7

L'ensemble de la lésion représente une sorte d'hépatite diffuse à la fois parenchymateuse et interstitielle.

Reins de volume normal; mais de coloration blanc-jaunâtre comme s'ils avaient subi les dégénérescence graisseuse. Rate normale.

Ovaires de volume normal; mais hémorrhagies capillaires à la surface, surtout à l'ovaire droit. La trompe du même côté présente les mêmes altérations.

Utérus volumineux, remontant presque au niveau de l'ombilic. Coloration rouge foncé avec plaques hémorrhagiques sur les faces antérieure et postérieure, avec lignes sinueuses et rouges en grand nombre, surtout au niveau du fond. A la coupe, métrite parenchymateuse avec ramollissement du tissu musculaire. Cette altération manque à la partie qui sépare le corps du col.

La face interne de l'utérus est rouge foncé, dans certains points grisâtre et ramollie; elle se déchire sous le doigt et apparaît comme gangréneuse. Odeur très-fétide. Poumons sains.

Péricarde renfermant un peu de sérosité citrine. Cœur assez volumineux.

Dure-mère enflammée, un peu jaunâtre. Substance cérébrale intacte.

Obs. VVI. — Ictère catarrhal chez une femme grosse de sept mois et demi. Accoumment prématuré. Guérison.

La nommée Huguenin, âgée de 30 ans, prise des premières douleurs, mais enceinte seulement de sept mois et demi, se présente à l'hôpital des Cliniques, le vendredi 19 avril.

Elle présente une suffusion ictérique plutôt qu'un ictère véritable. Cette femme raconte que s'étant mise en colère le dimanche précédent, le lundi déjà, elle fut frappée de la coloration anormale de ses urines, et le mercredi ses voisines lui firent remarquer qu'elle devenait jaune. Elle est robuste du reste, et ne paraît pas avoir jamais eu de coliques hépatiques.

Antérieurement elle est accouchée d'un garçon et de deux filles.

Le soir même de son entrée, elle accoucha sans accidents d'un enfant mâle, du poids de 2,500 gr., nullement ictérique, et qui paraît doué d'une grande vitalité. Délivrance heureuse et prompte.

Les jours qui suivent l'accouchement, la teinte ictérique s'accentue davantage, sans que la malade soit moins gaie pour cela. Son lait est jaune et cependant pris volontiers par l'enfant. Selles dures et décolorées; urines caractéristiques, démangeaisons à la peau. Foie nullement douloureux.

Enfin, douze jours après son accouchement, la malade, qui n'est pas autrement incommodée, demande à sortir étant un peu déjaunie.

Je revois un mois après cette femme qui vend des légumes, rue Dauphine. Elle est complétement guérie, et plus du tout jaune ; son enfant va bien.

Que voyons-nous à remarquer dans ces observations ?

Tout d'abord, nous trouvons ici, comparativement aux épidémies antérieures, une diminution notable du chiffre de la mortalité, puisque nous n'avons que 2 décès contre 14 guérisons ; l'un d'eux encore (obs. XV) pourrait être attribué avec tout autant de raison à la péritonite et à la métrite qui sont venues compliquer la maladie primitive.

Cette proportion évidemment se trouve encore supérieure à celle qui se montrait dans les ictères catarrhaux ne venant pas compliquer l'état puerpéral. Ce résultat nous montre bien que le danger de ces cas dépend du terrain spécial sur lequel se fixe la maladie, mais aussi qu'il est loin d'être indépendant de l'influence épidémique, si variable de sa nature.

Quant à l'action nocive de l'ictère sur la gestation elle-même, nous voyons que (en déduisant les non-valeurs, c'est-à-dire les cas dans lesquels la femme était à terme ou déjà accouchée lors de l'apparition de la jaunisse) elle est extrêmement marquée, puisque, sur 12 faits, nous avons 10 cas d'avortement ou d'accouchement prématuré contre 2 seulement (obs. 1 et 11) où la grossesse poursuit heureusement son cours.

La fausse couche survenait généralement de trois à cinq jours après le début de l'ictère, parfois trois semaines. Dans deux observations, l'un et l'autre phénomènes ont paru coïncider, mais la cholémie doit être considérée comme antérieure, puisque, après la ligature du canal cholédoque, il faut au moins vingt-quatre heures pour que la coloration se manifeste au dehors.

L'ictère, qui débute quelques jours après un accouchement naturel (obs. 4 et 6) peut rester une simple indisposition, ce qui contredit l'opinion de certains auteurs qui veulent voir dans l'ictère dit puerpéral le symptôme constant d'une péritonite ou d'une pyoémie.

Nous maintenons ici les deux observations de ce genre qui, pour nous, rentrent complétement dans le cadre de l'ictère dit des femmes enceintes. Aussi, n'était la crainte d'une confusion inévitable, désignerions-nous volontiers tous ces ictères de la grossesse et de la lactation sous le nom d'ictères de l'état puerpéral, pour montrer par là que ces deux groupes ne méritent de mention spéciale que par une circonstance identique, à savoir des stéatoses. Quant aux ictères qui après l'accouchement surviendraient au milieu des symptômes graves de l'infection purulente ou de la péritonite, il faut leur laisser le nom d'ictères deutéropathiques qu'ils méritent à tous égards.

Dans nos deux cas mortels (obs. 9,15) les accidents graves, suivant la règle commune, ne se sont montrés qu'après l'accouchement. Ces accidents furent du délire et du coma, accélération du pouls; pas de pétéchies; dans un cas, perte après la délivrance; dans l'autre, extravasat pointillé sous la séreuse cardiaque, mais pas de ces hémorrhagies multiples ordinaires dans les ictères graves. Il semble que les accidents toxiques soient alors si rapides que les altérations du sang et des vaisseaux qui causent ces hémorrhagies n'aient pas le temps de se produire.

Plus des deux tiers de nos malades se trouvaient dans les derniers mois de la grossesse. Nous ne pouvons rien conclure de là touchant l'influence de l'époque de la gestation sur la genèse de l'ictère, parce que nous avons observé presque exclusivement dans des services d'accouchement, où les femmes ne sont reçues que vers la fin de leur terme.

Tous nos cas, même le début des ictères graves, furent d'une bénignité excessive; pas de fièvre, pouls un peu ralenti. Rarement des démangeaisons et de l'insomnie. Foie non augmenté de volume, avec douleur modérée à la pression. Au début, constipation constante, symptômes d'embarras gastrique, mais pas de ces vomissements, pas de ces douleurs aiguës à l'épigastre annonçant une inflammation de l'estomac et du duodénum. Pas de pertes utérines (sauf obs. 10) avant d'accoucher, ce qui, pour le dire en passant, met à néant la théorie qui veut voir dans le décollement du placenta la cause des avortements.

Les métrorrhagies ont même été rares après la délivrance, et dans les deux cas (Obs. 5 et 15) où nous les avons observées, elles doivent être attribuées vraisemblablement à l'inflammation concomitante du péritoine.

Tous les enfants, chose remarquable, sont venus à la lumière vivants, sauf celui de la femme Michaud, qui n'était du reste que du terme de 4 mois. Deux autres, l'un de 7, l'autre de 8 mois, ne tardèrent pas à succomber, probablement par faiblesse congénitale. Les autres survécurent, autant du moins que les mères furent en observation. Nul ne présenta de teinte intérique. Plusieurs d'entre eux, qui sucèrent le lait de leur mère tachant le linge en jaune, n'en parurent nullement incommodés.

A quelle cause maintenant devons-nous attribuer tous ces ictères?

Pour nous, nous l'avons déjà dit, l'ictère est toujours symptomatique. Or, ici, quel est le mode pathogénique qu'a engendré l'épidémie que nous avons eue sous les yeux? Celle-ci a eu, je l'avoue, le tort immense de venir un peu tard. Car, s'il en eût été autrement, nous n'aurions qu'à fouiller au hasard dans le sac des causes banales de l'ictère pour trouver une interprétation à peu près satisfaisante. Mais, en dépit des théories dominantes, les obus, les balles vinrent tuer des femmes enceintes dans nos maternités sans pouvoir déterminer un seul cas d'ictère par émotion morale. Le pain du siége, aidé d'un froid constant, ruina les constitutions, amena mille fois le catarrhe gastrique, le catarrhe intestinal; les voies biliaires restaient inexpugnables.

Donc ni les chagrins, ni le manque de feu, ni la mauvaise alimentation ne peuvent être incriminés. Plusieurs de nos femmes accusent bien des chagrins d'amour, des accès de colère. Mais quelle est la femme, enceinte surtout, qui n'éprouve en huit jours quelqu'une de ces émotions? Du reste, cela n'expliquerait en aucune façon l'épidémicité; cette même considération suffit pour ruiner à elle seule la théorie de la compression utérine. Pourtant il ne faudrait pas pousser le scepticisme trop loin, et l'une de ces causes avec la constipation peut dans un cas donné déterminer la manifestation morbide que seule l'influence épidémique n'aurait pas sufii à produire.

Quant à l'influence première qui a déterminé l'éclosion de tous ces cas, l'on en constate les effets, sans pouvoir en découvrir la cause intime; et le *quid ignotum* demeure dans toute son obscurité, comme dans presque toutes les épidémies du reste.

Cependant ne pourrait-on pas voir de relation de cause à effet entre cette épidémie et l'abaissement extrême de température qui survint subitement au mois d'octobre dernier; de même que les alternatives incessantes de froid et de chaud qui subsistent depuis cette époque expliqueraient la persistance du mal? Ces mêmes variations de température ont du reste été notées au début de plusieurs des épidémies dont la relation a précédé.

Mais quel serait le processus intermédiaire entre cette cause primordiale plus ou moins nuageuse et le syndrôme ictère? C'est ce qu'il nous faut examiner à présent.

Nous croyons, quant à nous, pour le dire de suite, qu'il s'agit ici d'une angiocholite catarrhale intrahépatique que l'on pourrait dénommer, pour distinguer nettement cette variété épidémique, une grippe des voies biliaires.

Prouver absolument l'assertion précédente serait peut-être difficile. Nous allons du moins tâcher de démontrer que c'est là l'hypothèse la plus plausible dans l'état actuel de la science.

En effet, l'on sait d'abord combien les maladies *à frigore* aiment à se fixer sur les muqueuses; rien d'étonnant donc à ce que la muqueuse des voies biliaires vienne à se prendre de la sorte. Ce doit être là du reste le mode pathogénique le plus fréquent de l'ictère, comme tendent à le faire admettre les recherches les plus nouvelles. Mais ce catarrhe, contrairement à ce qu'on disait il y a quelques années, doit être rarement limité à la terminaison du canal cholédoque en général, mais surtout ici.

En général d'abord, parce que l'on comprend difficilement comment la bile s'accumulant sans cesse ne produise pas à la fin une vis à tergo suffisante pour rejeter dans l'intestin le fameux bouchon muqueux; puis, parce que, dans les autopsies, bien peu d'auteurs, malgré leur bonne volonté, ont pu retrouver cet obstacle terminal; enfin, parce que dans les cas mêmes où Virchow prétendait l'avoir trouvé constamment, je veux parler de l'empoisonnement phosphoré, Lebert et O. Wyss ont noté au contraire une inflammation générale des voies biliaires et surtout marquée dans l'intérieur du foie : bien plus, ce dernier auteur a complété sa réfutation en rendant ictériques des chiens empoisonnés de la sorte, après avoir établi une fistule du canal cholédoque communiquant librement à l'extérieur.

Dans nos cas en particulier, je nie ce catarrhe limité à l'extrémité excrétante du canal cholédoque et causé, d'après Broussais et Virchow, par la propagation d'une inflammation gastro-duodénale, parce que (cette raison dispensera des autres) nous manquons des signes d'une véritable inflammation gastrique, telles que langue sale, vomissements répétés, épigastralgie violente. Les symptômes d'embarras gastrique léger qui existent dans quelques-uns de nos cas n'ont pas précédé, mais accompagné l'inflammation qui devait, deux ou trois jours plus tard, se manifester extérieurement par la coloration jaune ; on les aurait vus de même dans une bronchite.

Cette inflammation catarrhale des voies biliaires de moyen calibre est peu connue, parce qu'elle est difficile à découvrir à l'autopsie et qu'on l'a, du reste, rarement recherchée ; on ne s'occupe guère, en effet, que des cellules hépatiques ou des lésions de la portion terminale des canaux excréteurs. Elle a été vue souvent par Ebstein et par Wyss. Tout récemment on vient d'aller plus loin encore en décrivant l'inflammation des capillaires biliaires dans l'intérieur des lobules du foie ; en effet, le Dr Cornil (*Archives physiol.*, mai 1872) en examinant le foie d'un individu mort d'ictère grave dans le service de M. le prof. Sée, aurait vu la lumière des canalicules intralobulaires obstruée par des amas informes de cellules épithéliales. S'il était démontré que ce désordre fût primitif, l'on aurait ici un processus analogue à celui de la bronchite des enfants, laquelle, devenant capillaire, amène des pneumonies dites lobulaires ; nous pourrions avoir de la sorte des hépatites lobulaires causées par une angéiocholite capillaire. Remarquons en passant que c'est plus souvent par ilôts que par lobes que se montrent les dégénérescences et les inflammations hépatiques.

N'oublions pas non plus, ce qui vient à l'appui de notre hypothèse, qu'un malade de M. Jaccoud, mort durant cette épidémie avec les lésions de l'hépatite diffuse, présentait aussi en même temps une angéiocholite suppurée. Les deux faits d'ictère grave que nous rapportons n'ont point par malheur été examinés à ce point de vue. Dans notre premier cas, la dégénérescence du foie était évidente à l'œil nu ; dans notre seconde observation d'ictère, terminée d'une façon tragique, le contrôle microscopique a démontré une hépatite diffuse. Ici donc, l'acholie doit nous rendre compte des symptômes graves, comme nous l'avons établi dans un autre chapitre de cette thèse.

Mais revenons à la genèse de nos cas d'ictère simple.

Le peu de retentissement des symptômes et surtout de l'élément douleur, l'absence de gonflement du foie, s'allient aussi beaucoup mieux avec l'idée d'un catarrhe biliaire intra-hépatique.

Il y a longtemps déjà qu'Andral a fait remarquer l'indolence des affections intra-hépatiques. D'autre part, un catarrhe généralisé des voies biliaires devant davantage s'opposer à la sécrétion de la bile, concorde mieux avec l'absence de gonflement du foie qui serait survenu certainement si l'obstacle, siégeant à l'extrémité duodénale seule, avait gêné, non pas la sécrétion, mais uniquement l'excrétion de la bile.

Pour toutes ces raisons, nous admettrons que l'épidémie que nous avons observée chez les femmes enceintes, a été causée par une grippe des voies biliaires.

INDICATIONS THÉRAPEUTIQUES.

Le traitement de l'ictère des femmes enceintes sera le traitement de l'ictère de tout le monde ; il n'y a point d'indication spéciale à poser. Nous dirons seulement que, dans ce cas, le praticien pour être fidèle à ce grand principe de thérapeutique : *Primo non nocere*, doit se garder scrupuleusement d'employer des vomitifs qui ne feraient qu'ajouter une nouvelle cause d'avortement à celle qui existe déjà.

Je dois pourtant parler, mais pour la proscrire complétement, d'une mesure qui a été proposée comme moyen thérapeutique, je veux parler de l'avortement provoqué.

L. Caradec, qui a mis au jour cette idée singulière (*Archives*, 1863), s'appuie sur un fait de sa pratique, où l'on vit les accidents comateux s'arrêter après une fausse couche ; un fait analogue vient d'être rapporté dans la *Gazette des hôpitaux*, par le Dr Noblet. Mais évidemment, il ne faut voir dans ce résultat heureux qu'une coïncidence fortuite, parce que d'abord, dans ces cas rares, l'amélioration est loin de suivre immédiatement la délivrance. À côté de cela, dans le même travail, L. Caradec donne des observations où le travail prématuré n'eut aucune influence salutaire.

Bardinet se montre plus réservé, et ne propose l'intervention chirurgicale qu'après l'apparition des accidents comateux, sauf pourtant les cas d'épidémie grave, où il serait d'avis d'agir de bonne heure.

Quant à nous, avec nombre d'accoucheurs autorisés, avec Blot, avec Tarnier, nous repoussons dans tous les cas cette mesure comme inutile et comme nuisible.

En effet, d'abord pour les cas d'ictère bénin et sporadique, il faut attendre, de l'avis de tout le monde. Car, s'il y a quelque chose à craindre, c'est bien l'avortement, et l'on doit faire tout au monde pour l'empêcher d'avoir lieu. Remarquons, d'ailleurs, que presque tous les enfants viennent au monde vivants. La maladie de la mère n'est donc pas dangereuse pour eux directement, mais indirectement en les faisant naître avant terme.

Quant aux cas graves, nous savons que, le plus souvent, ils ne s'accentuent qu'après la fausse couche, et que rien ne permet de les prévoir auparavant. Mais supposons le cas rare où les accidents comateux se montrent avant la déplétion utérine; que faire alors?

Voyons pour cela le but que peuvent se proposer les partisans d'une intervention violente du chirurgien.

S'agit-il de sauver l'enfant? Mais, outre qu'il n'est pas en danger le plus souvent, il sera d'ailleurs impossible de le secourir à temps lorsqu'il en sera besoin, s'il n'y a pas de début de travail, si le col n'est pas dilaté. En effet, il suffit pour se convaincre de cette vérité, de considérer d'une part, la lenteur et l'infidélité des moyens d'action, même les plus nouveaux et les plus perfectionnés, dont l'accoucheur peut disposer, et, d'autre part, la marche si fatalement galopante de la maladie de la mère. Tout ce que l'on peut faire dans ce cas, c'est de surveiller attentivement l'état du col qui, parfois, peut s'ouvrir par les seules forces de la nature, à la période la plus désespérée du mal, puisque parfois l'on a trouvé à l'autopsie, la tête déjà engagée dans l'excavation; dans cette circonstance, mais dans cette circonstance seule de dilatation inespérée, on pourrait tenter, si le cœur du fœtus bat, la version ou une application de forceps; l'on peut en effet, aider la nature, mais on ne la forcera pas.

Voudrait-on, d'un autre côté, par un accouchement forcé, essayer de sauver la mère? Mais nous n'avons ici rien d'analogue à l'éclampsie, dans laquelle l'utérus distendu concourt avec la maladie à produire des convulsions réflexes. Dans les accidents graves de l'ictère, la distension de l'utérus n'entre pour rien en elle-même, mais la stéatose des organes qui s'est produite lentement par un travail quasi physiologique, et qu'on ne saurait arrêter brusquement par aucun moyen. Bien plus, si cette dégénérescence graisseuse du foie est, comme le veut Ranvier, un travail préparatoire à la fonction de lactation, l'accouchement prématuré ne saurait que l'activer davantage.

Que cette théorie soit vraie ou non, la clinique nous montre la fausse couche être presque constamment le signal de l'apparition des accidents comateux ou de leur aggravation, s'ils ont débuté auparavant.

L'accouchement provoqué, déjà nuisible à ce premier chef, le serait encore par cette cause que le traumatisme de la parturition doit être plus dangereux, s'il survient dans la toxémie acholique, de même que nous voyons tous les traumatismes en général devenir plus graves dans les autres intoxications (alcoolique, plombique, urinémique, etc.). Du reste, dans toutes les maladies aiguës, comme pneumonie, variole, fièvre typhoïde, etc., qui peuvent affecter les femmes enceintes, il est constant que l'accouchement, lorsqu'il survient, semble donner un coup de fouet à la maladie, et précipiter l'issue funeste.

Dans l'ictère épidémique, les mêmes causes d'abstention subsistent évidemment. Il faudra, dans ce cas encore, s'en tenir aux moyens médicaux ordinaires.

Seulement, si l'épidémie occupe une région limitée; si, de plus, elle paraît tenir moins à des variations de température qu'à des influences purement locales, on fera bien, connaissant les dangers que courent la mère et l'enfant, de conseiller l'éloignement aux femmes enceintes. La prophylaxie se trouve ici malheureusement le seul moyen spécial de traitement : « *Principiis obsta.* »

On devra encore dans ces cas, comme moyen préventif, s'opposer à la constipation si fréquente chez les femmes gravides, et qui peut-être n'est pas sans jouer un certain rôle dans la génèse de quelques ictères.

La maladie une fois survenue, quelle que soit d'ailleurs sa bénignité apparente, le médecin qui connaîtra des faits antérieurs, devra porter un pronostic toujours réservé, surveiller attentivement, et avoir soin de se faire avertir aux premiers symptômes de travail et surtout d'accidents nerveux.

CONCLUSIONS.

1° Il n'existe point à proprement parler d'ictère gravidique, c'est-à-dire d'ictère spécial aux femmes grosses.

2° Une femme enceinte devient ictérique comme toute autre, lorsqu'elle se trouve affectée d'une maladie susceptible de mettre obstacle à l'excrétion de la bile.

3° La compression des voies biliaires, au moyen de l'utérus distendu par le produit de la conception, ne paraît pas être par elle-même une cause bien efficace.

4° Le fait seul de la cholémie, sans retentissement sur l'état général de la mère, suffit pour amener souvent la fausse couche; à plus forte raison en est-il ainsi dans l'ictère grave.

5° L'avortement n'est causé ni par des métrorrhagies, ni par aucune altération connue du placenta, mais par une action spéciale que paraissent exercer les acides biliaires, tant sur les nerfs que sur les fibres lisses de l'utérus.

6° L'ictère de la grossesse se complique plus souvent que tout autre des accidents comateux de l'acholie.

7° Cette prédisposition à l'acholie, chez la femme grosse, nous paraît tenir surtout à la stéatose du foie, presque physiologique dans l'état puerpéral.

8° Les enfants qui viennent au monde avant terme, dans ces conditions, sont en général vivants et nullement ictériques.

— 61 —

9° L'avortement, provoqué artificiellement, doit être rejeté comme moyen thérapeutique dans tous les cas, puisque l'expulsion prématurée de l'œuf survenant spontanément, n'amène aucune amélioration dans les symptômes de l'acholie.

10° Dans toutes les épidémies connues, jamais l'ictère ne frappa exclusivement les femmes enceintes; mais, affection bénigne pour tout le monde, il montre chez elles seulement une gravité exceptionnelle.

11° Cette gravité est loin, du reste, d'être la même pour toutes les épidémies.

12° L'épidémie de Paris, 1871-72, fort bénigne en général, et même relativement durant la grossesse, nous paraît avoir pour cause une grippe des voies biliaires.

QUESTIONS

SUR

LES DIVERSES BRANCHES DES SCIENCES MÉDICALES

———

Anatomie et histologie normales. — Articulations du pied.

Physiologie. — De la déglutition.

Physique. — Électricité atmosphérique ; lésions produites par la foudre. Paratonnerre.

Chimie. — Des oxydes d'étain, de bismuth et d'antimoine : leur préparation. Caractères distinctifs de leur dissolution.

Histoire naturelle. — Des hirudinées ; leurs caractères généraux, leur classification. Des sangsues ; décrire les diverses espèces. De l'hirudiculture.

Pathologie externe. — Du glaucome aigu.

Pathologie interne. — Des accidents qui se rattachent à la dentition.

Pathologie générale. — De l'intermittence dans les maladies.

Anatomie et histologie pathologiques. — De l'hypertrophie du cœur.

Médecine opératoire. — De la valeur des amputations de Chopart, de Syme, de Pirogoff, sous-astragalienne et sus-malléolaire, sous le rapport de l'utilité consécutive du membre.

Pharmacologie. — De la glycérine considérée comme dissolvant; caractères de sa pureté. Des glycérolés. Comment les prépare-t-on?

Thérapeutique. — Des indications de la médication vomitive.

Hygiène. — Des bains.

Médecine légale. — Est-il indispensable pour affirmer qu'il y a eu empoisonnement, que la substance toxique ait été isolée?

Accouchements. — De la rupture prématurée des membranes.

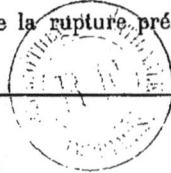

Vu, bon à imprimer,

    G. SÉE, Président.

        Permis d'imprimer.

      Le Vice-Recteur de l'Académie de Paris,

          A. MOURIER.